张雪亮讲《黄帝内经》

第二辑

张雪亮 著

北京出版集团
北京出版社

图书在版编目（CIP）数据

张雪亮讲《黄帝内经》. 第二辑 / 张雪亮著. — 北京：北京出版社，2024.1
ISBN 978-7-200-18386-3

Ⅰ. ①张… Ⅱ. ①张… Ⅲ. ①《内经》 Ⅳ. ①R221

中国国家版本馆 CIP 数据核字（2024）第 003344 号

张雪亮讲《黄帝内经》 第二辑
ZHANG XUELIANG JIANG《HUANGDI NEIJING》 DI-ER JI
张雪亮 著
*
北 京 出 版 集 团
北 京 出 版 社 出版
（北京北三环中路 6 号）
邮政编码：100120

网　　址：www.bph.com.cn
北 京 出 版 集 团 总 发 行
新 华 书 店 经 销
北京华联印刷有限公司印刷
*
170 毫米×240 毫米　15.5 印张　187 千字
2024 年 1 月第 1 版　2024 年 1 月第 1 次印刷
ISBN 978-7-200-18386-3
定价：59.80 元
如有印装质量问题，由本社负责调换
质量监督电话：010-58572393
责任编辑电话：010-58572281

目 录

推荐序 / 王庆国 –V

阴阳五行篇 / 时空变化与生命现象

01 方舱医院里中医治好了病还不信中医？ / 病不许治，病必不治 –2
02 阴阳究竟是个啥？ / 自古通天，本于阴阳 –7
03 夫妻谁也离不开谁 / 阴为阳之守，阳为阴之使 –13
04 说说火神派 / 阳气若天与日，失所折寿不彰 –18
05 诊断疾病离不开阴阳 / 察色按脉，先别阴阳 –23
06 治病也离不开阴阳 / 以治无过，以诊不失 –28
07 说说五味的作用 / 辛甘为阳，酸苦为阴 –33
08 自然与人分为五类 / 六合之内，不离于五 –40
09 五行之间的四大关系 / 更贵更贱，以知死生 –47
10 五行可以诊断疾病 / 视其外应，则知所病 –53
11 灵活多变的作战方法 / 虚则补母，实则泻子 –59

藏象篇 / 重要的功能活动系统

12 脏腑之中谁是老大？ / 君主之官，神明出焉 –66
13 脏腑各有自己的地盘之一 / 有诸内，必形诸外 –71
14 脏腑各有自己的地盘之二 / 有诸内，必形诸外 –76
15 脏腑各有自己的地盘之三 / 有诸内，必形诸外 –81
16 气血津液离不开这对脏腑 / 水精四布，五经并行 –86

17 异常的脏腑 / 地气所生，藏阴象地 -91

18 脏腑也配对，多出来的单着 / 藏而不泻，泻而不藏 -95

19 人体的六种营养物质 / 本为一气，辨为六名 -99

20 虚实是相对的 / 邪盛则实，精夺则虚 -104

病因病机篇 / 世界上没有无缘无故的毛病

21 六种邪气谁是老大？ / 百病之长，善行数变 -110

22 百病皆生于气 / 九气不同，何病之生 -114

23 小心六气虚脱 / 贵贱善恶，各有部主 -120

24 盈亏人体都会不适 / 人有四海，以应四方 -126

25 幸福都是相似的，难受却各有各的难受之一 / 审察病机，无失气宜 -132

26 幸福都是相似的，难受却各有各的难受之二 / 审察病机，无失气宜 -137

诊法篇 / 没有现代设备，古人是怎么诊病的？

27 看脸不是相面 / 精明五色者，气之华也 -146

28 望诊不仅仅是看脸 / 有余不足，形之盛衰 -151

29 闻是用鼻子闻吗？ / 以治无过，以诊不失 -157

30 一天之中什么时候号脉比较好？ / 阴气未动，阳气未散 -162

31 三部九候什么意思？ / 前以候前，后以候后 -166

32 六种常见的脉象 / 五脏之象，可以类推 -171

33 中医不问诊可以吗？ / 数问其情，以从其意 -176

34 望闻问切哪个最高明？ / 能合脉色，可以万全 -181

治法篇 / 治病是层窗户纸

35 正手反手，两种打法 / 逆者正治，从者反治 -188

36 东西南北，各显神通 / 同病异治，地势使然 -194

37 治病学会三级跳 / 杂合以治，各得所宜 -198

38 因势利导，四两拨千斤 / 轻而扬之，重而减之 -203

39 中药是怎么搭配的？ / 方制君臣，有主有佐 -208

40 中药有毒吗？ / 有故无殒，亦无殒也 -212

41 人体贵在通畅，不可郁闭 / 升降出入，无器不有 -218

42 人体常见五郁 / 木郁达之，火郁发之 -222

43 说到气血，不要只想到补 / 疏其血气，令其条达 -227

44 治本就是去根吗？ / 知标与本，用之不殆 -231

推荐序

国医大师
北京中医药大学原副校长

王庆国

今天是辛丑年的除夕，明天就是虎年了。值此辞旧迎新的日子，突然想到，早就答应的为师弟张雪亮大作写序的事情还没有动笔，本着今年事今年毕的原则，立即坐到电脑前完成这一两个月前就应该完成的任务。

雪亮是我的同门师弟，我们都是刘渡舟先生的学生。我与雪亮同窗，已经是36年前，亦就是1985年的事了。由于当时的研究生招收数量极少，所以考入北京中医药大学的研究生都是当时各大中医院校的佼佼者。我们师门当时的几位师弟个个基础扎实、聪明好学，但在兴趣爱好、关注领域方面又各有特点，雪亮师弟的特点就是爱好理论研究，喜欢对经典中的内容做深入细致的思考，并结合临床进行实践印证。当时我就对其深厚的理论功底、踏实的治学态度刮目相看，而师弟的这一优点也得到了恩师刘渡舟先生的赞誉。

雪亮硕士毕业后去了中国中医研究院（现中国中医科学院）工

作，后来又成为中医养生专业领域的博士生导师，今日已是享誉全国的中医养生名家与中医临床大家。这些成就的取得，自然与他在学期间和工作后不断地深耕经典，对《黄帝内经》《伤寒论》等中医典籍的理论深入学习与实践密切相关。经典是中医生命力的源泉，是中医登堂入室的必经之路，也是中医人不断进步的不竭动力，要想成为中医大家，首先一定要认真地、不间断地学习经典，这是刘老给我们师兄弟的谆谆教诲，也为我们师兄弟几十年成才经历的经验所在。

张师弟新作甫出，便邀我作序，余亦欣然为之。拜读之后，觉得师弟对《黄帝内经》之道的理解与运用愈加老练，书中对经典信手拈来的熟稔、对理论深入浅出的阐释，尽显名家风范。师弟虽事养生专业，不以研究《黄帝内经》显名，然此书一出，在当今研究《黄帝内经》的当代名家之中，当有其一席之位。

唐代王冰次注《黄帝内经·素问》，将《上古天真论篇》列为81篇之首，以彰显《黄帝内经》首重"养生"之道，以"治未病"为医者第一要义之宗旨。张师弟的这本书，正是从"养生"之道入手，将《黄帝内经》中蕴含的深邃中医理论，用浅显易懂的话语娓娓道出，不仅能给予中医专业人士启发与思考，更能为不懂中医的大众揭示出包罗万象的中医经典之道，让读者皆能在轻松的阅读中体会到中医之美妙，真的是一本兼具专业性与科普性的难得好书。

习近平主席说，"中医药学包含着中华民族几千年的健康养生理念及其实践经验，是中华民族的伟大创造和中国古代科学的瑰宝"。雪亮师弟的这本书，正是对中医药学中包含的健康养生理念及实践经验的深入阐释，是对中国古代科学瑰宝的生动讲解，本书的出版，必将对中医经典理论在全民众中的推广产生巨大的推动作用。

是为序。

2022 年 1 月 31 日

阴阳五行篇

时空变化与生命现象

01 方舱医院里中医治好了病还不信中医？

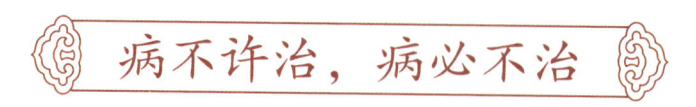

病不许治，病必不治

祖国医学是伟大的宝库，喜欢学习《黄帝内经》，说明热爱传统文化，相信中医。但是大家遇见过不相信中医的人吗？

疫情期间，武汉一个中医承包的方舱医院，里面绝大部分患者都是用纯中医的办法来治疗，而治愈后出院的记者前去采访，遇见一个小伙子。这个小伙子很有意思，他一边笑一边摆手对记者说："你去采访别人吧，我本身是个'中医黑'。"记者就问他："你吃中药了吗？病是不是中医治好的？"他说："是的，但是我还是不信中医。""为什么呢？"他回答说："中药可以研究，有价值，那些中医理论、学说……你还是去采访别人吧。"明明是中医中药治好了他的新冠感染，但他还是坚持他的看法，不信中医。

还有一位中科院的院士，很多年前在广西大学做讲座，说："中医是伪科学，是因为中医的理论基础是阴阳五行。阴阳五行就是伪科学，所以我说中医是伪科学。"

我在十几年前写过一篇文章叫《他们为什么反中医？》，这篇文章被选为清华大学和原卫生部新闻办举办的第四届中国健康传播大会优秀论文。那时候我就思考，为什么有人反中医、不信中医。

换位思考一下，我仔细分析过不相信中医的人的心理。反对中医的人理由各不一样，其中有些高级知识分子不信中医，最常见的原因就是不相信中医的理论，因为中医理论有很多，但是最基本的理论是阴阳五行，而有些人感觉阴阳五行就像算命一样。

我以前看有些微博下面的留言，个别不信中医的人说"阴阳五行，得了病就别治了，就念叨阴阳五行吧"。还有一位挺有名气的朋友，说我这辈子是不会麻烦中医的，言外之意也是瞧不上中医。

现在科技这么发达，但博大精深的中医学的根本还是中医理论，而中医理论的基础就是阴阳五行。明明中医效果很好，但有些不信中医的朋友生病了却不愿意接受中医治疗，有可能造成终生遗憾甚至会丢失性命。

我想起了《素问·五藏别论篇》的一句话"病不许治者，病必不治"，他不愿意接受这个治疗方法，就有可能丧失机会，治不好，甚至送掉性命。

所以，先不要急着反对中医，先好好去理解，去研究学习：为什么阴阳五行是中医基础中的基础？为什么科技这么发达的今天，它还能指导中医学的诊断治疗？

中医学的一切离不开阴阳，《灵枢·病传》有这么一句话，"黄帝曰：何谓日醒？岐伯曰：明于阴阳，如惑之解，如醉之醒"。黄帝问怎么样才能像白天一样头脑清醒，什么事物都能一目了然？岐伯说只要你明白了阴阳，就等于是解惑了，"如惑之解"，帮你答疑解惑，"如醉之醒"，就像喝醉酒的人酒醒了。

学习中医必须要了解阴阳五行。阴阳学说本来是中国古代先秦时期的一种思想，诸子百家中阴阳家的学说之一。阴阳家认为世界上所有的事物和现象都是彼此相关、互动的，阴阳相生，五行互动，从而产生一套包罗万象的规律。

阴阳学说把阴和阳看作事物内部的两种互相消长的协调力量，认为它是孕育天地万物的生存法则。五行学说是由木火土金水五种基本元素不断循环变化，发展出的五行相生相克的理念。

阴阳五行学说在古代不仅用来解释、研究自然界的规律，还被用于政治。西汉董仲舒就将阴阳五行理论引入儒家体系中，创造出了天人感应思想，天用灾异和祥瑞来评断皇帝的做事行为。五行学说用于政治的另一个表现就是五德终始说。历朝历代崇尚的颜色是不一样的，秦朝建立的时候，秦始皇选择的是黑色。木火土金水，青赤黄白黑，黑色对应的是水，所以说秦是水德。刘邦推翻秦朝以后，不承认秦的合法性，认为自己才是传承周朝的正宗，汉朝才应该是黑色，所以他也选择了黑色。到了汉武帝，他和刘邦看法不一样，他认为汉取代了秦，秦既然是水，土克水，那汉应该属于土德，他把汉朝的颜色定为黄色。

阴阳理论本来指自然现象，最早是指阴和晴的天象。之后推广到地理现象，后来又上升到哲学层面，作为对自然界相关联的事物

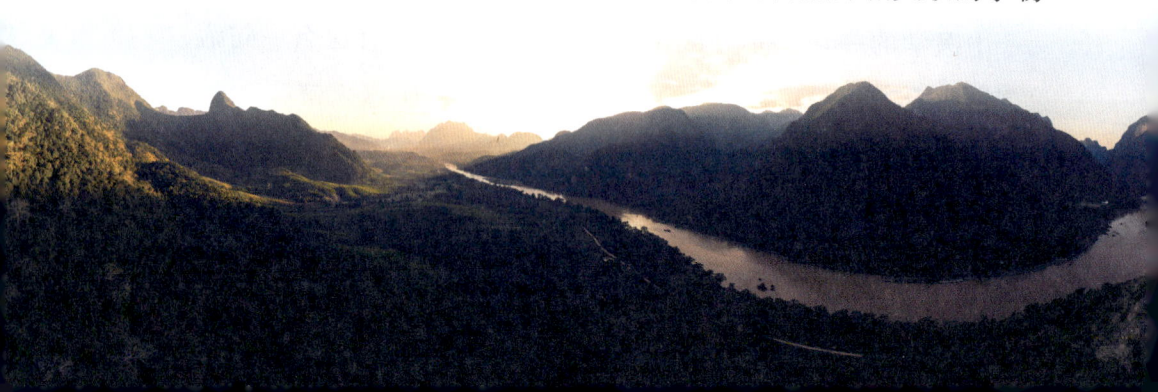

现象及其属性对立双方的概括，成为古代哲学的基本概念。

阴阳理论在中医学中用得很广泛，它可以用来说明人的组织结构、生理功能、病理变化，还可以指导疾病的诊断治疗和养生，可以说阴阳学说贯穿了《黄帝内经》全书。前面学习养生的时候，有一句话"上古之人，其知道者，法于阴阳，和于术数"，"法于阴阳"就是说的养生要顺应四季、天地、自然界的变化规律。

有时候做科普，为了讲得明白一些，扭转个别不太相信中医的人的看法，我经常打比方或者换个角度讲。什么叫阴阳？我说阴阳就是矛盾，矛盾是对立统一的，无处不在的，相互转化的。阴阳也是如此，就像矛盾一样，对立统一，无处不在，相互转化，相互依存。

比如一个人感冒了，包括新冠感染，中医判断为寒湿瘟疫，外寒内湿。感冒，中医经常分为风寒风热证。怕冷、不出汗、身上疼、打喷嚏、流鼻涕，这在中医叫风寒感冒，寒就属于阴。治疗风寒感冒要祛风散寒，要用温热性的药物，这就是阴阳学说的具体运用。不怕冷、身上有点汗、全身不疼、嗓子疼的感冒，叫风热感冒，热就属于阳。治疗风热感冒就要选择凉性、阴性的药，来祛风解表散热。

所以，阴阳学说可以用于指导养生，也可以用于指导治疗。

那么五行学说呢？我认为五行学说不是特别严谨，为什么只说五行，而不是四行、六行呢？

《黄帝内经》是一本论文集，所以有时候几篇之间说得不一样，比如，有时候说春、夏、秋、冬，四个季节，有时候说春、夏、长夏、秋、冬，五个季节。当说四个季节的时候，对应的是四个脏腑,当说五个季节的时候,对应的是五个脏腑。

尽管五行学说不是很严谨,但我认为它在临床上管用,为什么管用?因为五行学说的本意是提醒我们要注重整体观念,反对头痛医头、脚痛医脚。人的脏腑四肢百骸,是互相联系、互相影响的。

比如一个人肝胆有问题,肝胆属于木,脾胃属于土,木克土,所以肝胆问题早晚会影响到脾胃。一个人肝胆有火,还可以影响到肺,因为肺属于金,这叫木火刑金。这就是整体观念,强调人体是一个整体,自然界也是一个整体,人和自然界要和谐统一。

再比如人的心是火,肾是水,肾水要不断地上升到心,以防止心火过旺。心火还要下到肾水来温煦肾水,不能让肾水过寒,这叫水火既济,又叫心肾相交。假如一个人心肾不交,就会出问题。心火在上一点都不往下边来,肾水也一点都上不去,这就叫心肾不交,心肾不交就会导致失眠,可以导致口腔溃疡,中医就要用交通心肾的方法来治病。

五行学说到临床上有它的实际意义。

刚才说了阴阳五行学说对养生、治疗的意义,中医诊断也离不开阴阳。比如《素问·阴阳应象大论篇》说,"善诊者,察色按脉,先别阴阳"。一个善于诊病的大夫,望诊号脉都要先区分阴阳。《素问·阴阳别论篇》说,"脉有阴阳,知阳者知阴,知阴者知阳"。至于号脉时什么叫阴什么叫阳,这儿不细讲。

总而言之,从养生到诊断到治疗都离不开阴阳五行学说。

02 阴阳究竟是个啥？

自古通天，本于阴阳

究竟什么是阴阳呢？《素问·生气通天论篇》特别强调阴阳的重要性，"夫自古通天者，生之本，本于阴阳"，它把生命的根本归结于阴阳，说明阴阳是至高无上的，是至为重要的。

阴和阳是中国古代哲学的范畴，它的最初含义很朴素，是指日光的向背，向着太阳的叫阳，背着太阳的叫阴。比如一座山，有山阳山阴，山的南侧对着太阳的叫山之阳，山的北面背对着太阳叫山之阴。河流也一样。比如河南省的很多地方叫阳，河南洛阳市，为什么叫洛阳？因为在洛河之阳。河流和山不一样，它在洛河的北侧，照太阳更加直接一些。江苏有个淮阴市，是淮河之阴，在淮河的南侧。

日光的向背是阴阳的本来意义，到后来引申到气候的寒暖，暖就是阳，寒冷就是阴；方位的上下，上是阳，下是阴；左和右，左为阳，右为阴；内外，外为阳，内为阴；运动状态的躁动和宁

阴平阳秘精神治
恬淡虚无真气从

张博士雪亮兄年将五 刘继武

刘继武书法作品

静，躁动为阳，宁静为阴；等等。

一切现象都有正反两个方面，所以用阴阳这一对概念来解释自然界两种对立和相互消长的物质势力。阴阳的对立和消长是事物本身所固有的，老子说"万物负阴而抱阳"，所有的事物都负阴而抱阳。阴阳的对立和消长是宇宙的基本规律。《易经·系辞上》中说过"一阴一阳之谓道"。

阴阳是对自然界相互关联的一些事物和现象对立双方的概括，它含有对立统一的概念。阴和阳既可代表相互对立的事物，又可用来分析一个事物内部存在的相互对立的两个方面。所以《灵枢·阴阳系日月》说,"阴阳者有名而无形"。张景岳《类经·阴阳类》中说,"阴阳者一分为二也",阴阳学说认为世界是物质性的整体,世界本身是阴阳二气对立统一的结果。《素问·阴阳应象大论篇》说"清阳为天,浊阴为地;地气上为云,天气下为雨",宇宙间任何事物都包含着阴和阳相互对立的两个方面,白天和黑夜,气候晴朗和阴云,炎热和寒冷,躁动和静止。

阴和阳的对立统一矛盾运动,是宇宙间一切事物内部所固有的。宇宙间一切事物的发生发展和变化,也都是阴和阳的对立统一矛盾运动的结果。所以《素问·阴阳应象大论篇》说,"阴阳者,天地之道也,万物之纲纪,变化之父母,生杀之本始,神明之府也",阴阳是天地运动变化的原始动力,万事万物的总纲领,变化的由来,"父母"就是由来、原因的意思,"生杀之本始",生长收藏都是阴阳运动对立统一的结果。"神明之府也",这个"神明"是物质世界无穷变化的意思,不是人的神明。

阴和阳代表的是相互对立又相互关联的事物属性,《素问·阴阳应象大论篇》说:"天地者,万物之上下也;阴阳者,血气之男女也;左右者,阴阳之道路也;水火者,阴阳之征兆也;阴阳者,万物之能始也。"

一般来说,凡是剧烈运动的、外向的、上升的、温热的、明亮的都属于阳。相反,静止的、内守的、下降的、寒冷的、灰暗的都属于阴。天为阳,地为阴,因为天气轻清所以属于阳,地气比较重浊所以属于阴。对水火而言,水为阴,火为阳。因为水是寒润,寒而润下所以属于阴。火性热而扬上所以属于阳。以动静而言,是静者为阴,动者为阳。以物质运动变化来看,"阳化气阴成形",就是说，当某一物质出现蒸腾气化的运动状态时，就属于阳的功能；出现凝聚成形的运动状态时属于阴的功能。

阴和阳的相对属性引入医学领域，就是对人体具有推动、温煦、兴奋等作用的物质和功能都属于阳，对人体具有凝聚、滋润、抑制等作用的物质和功能都属于阴。

任何事物虽然都可以用阴阳属性来分，但必须说明的是，用阴阳来概括或区分事物的属性，必须是相互关联的一对事物，或者一个事物的两个方面才具有实际意义。不能说南方的一头牛和北方的一只羊，谁是阴谁是阳，它俩没关系。如果两者不相互关联，又不是统一体的对立双方，不能用阴阳学说来解释。

另外阴和阳的属性并不是绝对的，可以相对变化，意思是说一方面阴阳在一定条件下可以互相转化，另一方面是说事物是无限可分的，就像《类经·阴阳类》中说的"阴阳者一分为二也"，无限可分。

比如《素问·金匮真言论篇》说，"阴中有阴，阳中有阳。平旦至日中，天之阳，阳中之阳也；日中至黄昏，天之阳，阳中之阴也；合夜至鸡鸣，天之阴，阴中之阴也；鸡鸣至平旦，天之阴，阴中之阳也"。

怎么解释这段话？阴中还有阴，阳中还有阳。比如白天应该属于阳，晚上属于阴。但是平旦到日中是阳中之阳，平旦就是太阳刚刚到地平线，相当于卯时，是早晨5:00—7:00，大概从这个时间开始到日中，即中午，这段时间是阳中之阳。尽管白天是阳，但是从中午到黄昏属于阳中之阴，就是白天的下午和上午比，上午属于阳中之阳，下午属于阳中之阴。合夜至鸡鸣，天之阴，阴中之阴。天黑以后到鸡鸣，大概是后半夜刚开始一两点钟，晚上属于阴，但这段时间是阴中之阴。鸡叫以后就离天亮不远了，鸡鸣至平旦，虽然还没有天亮，但它属于阴中之阳。

有一个陕西中医药大学的老师，讲阴阳的无限可分性，他举了另一个例子说，就像现在住楼房，无论住几层都可以无限可分，哪怕住顶层，上边还可以再加。哪怕住一层，往下还可以再有地下室。我在北京见的地下室最多有六层。

再看人体的阴阳之分：

"人之阴阳，则外为阳，内为阴；言人身之阴阳，则背为阳，腹为阴；言人身之脏腑中阴阳，则脏者为阴，腑者为阳，肝、心、脾、肺、肾五脏皆为阴，胆、胃、大肠、小肠、膀胱、三焦六腑皆为阳。"

这是人身脏腑阴阳的分法，外边是阳，里边是阴。背为阳，腹为阴，因为古代人要劳作，要下地，面朝黄土背朝天，背是晒着太阳的地方，所以背为阳，腹为阴。脏腑中，五脏是阴，六腑是阳。

还可以再分：

"故背为阳，阳中之阳，心也；背为阳，阳中之阴，肺也；腹为阴，阴中之阴，肾也；腹为阴，阴中之阳，肝也；腹为阴，阴中之至阴，脾也。"

人的背属于阳，但是里面的脏腑，阳中之阳是心，阳中之阴是肺，心和肺都属于人体的上焦，在胸背之间，但是心属于阳中之阳，肺和心相比就属于阳中之阴。尽管上面说到了五脏都是阴，但是再细分，从腹背角度看，对心肺来讲一个偏于阴，一个偏于阳。肚腹中也一样，都是属于阴，但是肾是阴中之阴，肝就属于阴中之

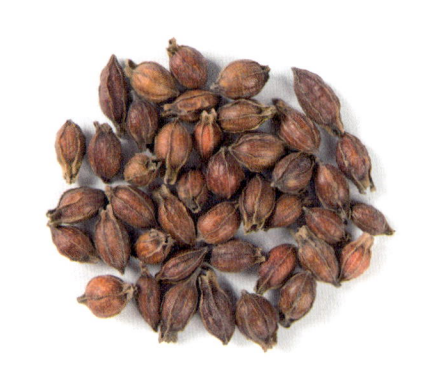

阳。脾就属于阴中之至阴，太阴，称为足太阴脾，足少阴肾，足厥阴肝。

这就是阴阳的无限可分性。由此可见宇宙间的任何事物，都可以概括为阴和阳两类，任何一种事物内部又可以分为阴阳两个方面，而每一事物中的阴或阳的任何一方还可以再分阴阳。

栀子

中药也一样，有热性的中药，凉性的中药。热性的中药里，稍微偏热的叫温性，还有的属于大热，比如附子、肉桂，热性稍微差一点的有生姜，再稍微差一点的白术就是偏于温性的。凉性的中药也一样，稍微凉一点的如莲子心，凉性力量更强的，如栀子，更凉的，如黄连。莲子心、栀子、黄连同样都可以清心火，但药效程度不一样。莲子心是凉的，但是与栀子、黄连比，它属于阴中之阳，黄连则属于阴中之阴。

所以说阴阳是无穷无尽的，相互对立又互相联系的现象是无穷无尽的。因此《素问·阴阳离合论篇》总结了一段话，"阴阳者，数之可十，推之可百；数之可千，推之可万；万之大，不可胜数，然其要一也"。就是说如果用数字来统计有多少对阴阳，那是无穷无尽的。

03 夫妻谁也离不开谁

阴为阳之守，阳为阴之使

阴和阳究竟是什么关系？打个比方，就像夫妻关系。我经常说这么一句话——阴阳如夫妻，何必分高低。阴和阳都很重要，以前说过男人不可无女，女人不可无男。阳不可无阴，阴不可无阳，阴和阳各有各的作用。

《黄帝内经》怎么说？《素问·阴阳应象大论篇》说，"阴在内，阳之守也；阳在外，阴之使也"。阴在内，阴在体内是阳的守护者，为阳来守住阵地。阳在外，阴之使也，阳在身体的外部，就像阴的使者一样来保护机体。

《素问·生气通天论篇》还有一句话，和上句话是一个意思，但是说得更加形象，"阴者，藏精而起亟也，阳者，卫外而为固也"。阴藏精而起亟，"起亟"的"亟"通"急"，意为屡次、经常，是说阴精是阳气的物质基础，阴精要不断地去充养阳气，阴是物质基础，要经常给阳气供应物质。阳卫外而为固，阳在外起到保护的作用，起到巩固和坚固的作用。

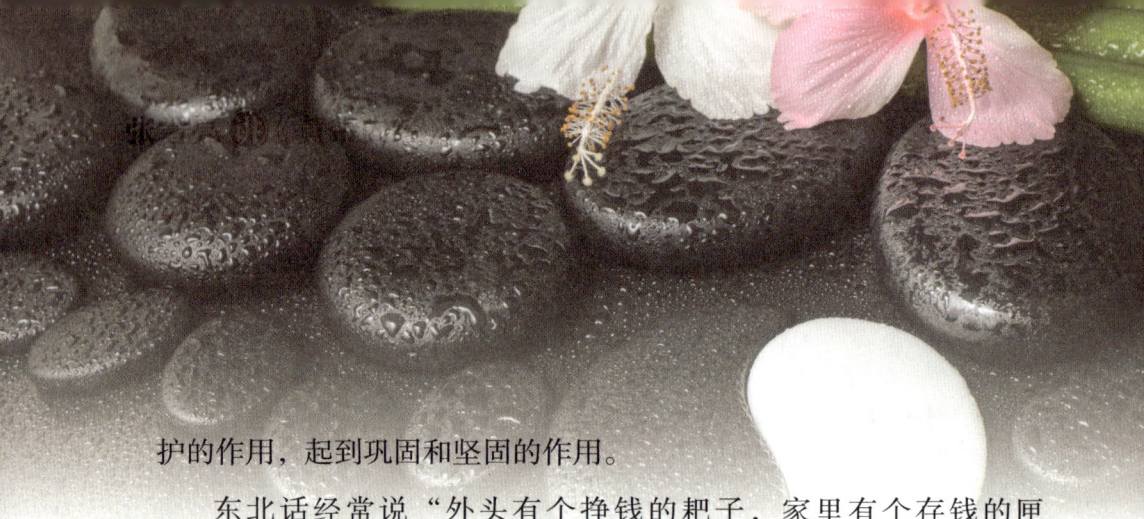

东北话经常说"外头有个挣钱的耙子，家里有个存钱的匣子"。存钱的匣子，就像仓库保管员管后勤，你缺钱了，我给你供应，就相当于"阴者，藏精而起亟也"。"阳者，卫外而为固也"，在外不光挣钱还要保护家园，这就是阳气的作用。故第一，阴阳是各自发挥作用的关系。

第二，阴阳是对立制约的关系。二者之间有相反的一面，也有相成的一面，所以叫相互对立、相互制约、相互消长。

比如四季的变化，春夏阳气上升抑制了秋冬的寒凉之气，所以春夏才会热。秋冬之所以寒冷，是因为秋冬的阴气上升，抑制了春夏的温热之气。所以《素问·脉要精微论篇》说，"冬至四十五日，阳气微上，阴气微下；夏至四十五日，阴气微上，阳气微下"。从冬至到立春，从夏至到立秋，都是四十五日。冬至一阳生，从冬至到立春，阳气逐渐上升，阴气逐渐下降。到了夏季，阳气盛极，阴气伏藏。夏至一阴生，所以从夏至到立秋，阴气逐渐上升，阳气逐渐下降。到了冬季，阴气盛极，阳气伏藏。如此循环，年复一年。

所以，阴阳是对立制约的关系，夫妻关系也是这样，互相依赖、互相制约。

说到互相依赖，再举个气和血的例子，也是说一下阴和阳的互根互用。气属于阳，血就属于阴。中医有句话叫"气为血之帅，血为气之母"，气和血就是互根互用、相互依存的。血要流通，没有气的推动和带领作用，血就不可能在血管里流。可是气离开血又存在不了。这就是阴和阳的关系，血属于物质，属于阴，气属于功能，属于阳。所以阴和阳是谁也离不开谁的。

再说阴阳的第三层关系，叫消长平衡，即不是一成不变的。

刚才说四季的消长，一天之内昼夜也是一种消长，昼夜不停地变化，阴阳有盛有衰，这都是正常的变化，达到一种平衡的状态。

假如阴阳偏盛偏衰，就会导致人体出现疾病。《素问·阴阳应象大论篇》说，"阴胜则阳病，阳胜则阴病。阳胜则热，阴胜则寒"。

关于阴盛则阳病，再举夫妻关系的例子。女的假如太强势，往往男的会受到伤害。男的假如太霸道，妻子会受到委屈、伤害，这叫"阴胜则阳病，阳胜则阴病"。"阳胜则热，阴胜则寒"，比如说老公是阳，阳胜则热，肝火太旺，动不动就发脾气，时间长了就会得肝阳上亢的疾病。这不是指另外一半受伤害的问题了，是自己伤害自己。阴胜则寒，女的过于郁闷，时间长了就有可能得肝郁气滞的毛病，这叫阴胜则寒。

再看阴阳的第四层关系，相互转化。

阴阳在一定的条件下，可以向其相反的方向转化。阴可以整个转为阳，阳也可以转为阴。一般来说阴阳的相互转化都表现在事物变化极端的阶段，叫"物极必反"。如果说阴阳消长是一个量变过程的话，那么阴阳的转化便是发生了质的变化。当然阴阳转化不是一蹴而就的，一般来说需要一个由量变到质变的发展过程。

《素问·六微旨大论篇》说，"物之生从于化，物之极由乎变，变化之相薄，成败之所由也"，"成败倚伏生乎动，动而不已则变作矣"。

"成败倚伏"，说明新事物生成的时候，已经倚伏着败亡的因素，当旧事物败亡之时，也孕育着新事物产生的因素。旧事物的发展就是一个变的过程，新事物的产生就是化的过程。所以《素问·天元纪大论篇》说"物生谓之化，物极谓之变"，变和化还是有区别的。

阴阳可以发生转变，并不是一成不变的。还是举夫妻关系的例子。假如丈夫最近身体不好，甚至得了重病，本来应该由他承担的家庭责任，就有可能都要由妻子来承担。这样的例子在社会生活中也是经常见到的。

阴阳的转化必须具备一定的条件。

《灵枢·论疾诊尺》说，"四时之变，寒暑之胜，重阴必阳，重阳必阴。故阴主寒，阳主热，故寒甚则热，热甚则寒，故曰：寒生热，热生寒，此阴阳之变也"。

《素问·阴阳应象大论篇》也说过，"重阴必阳，重阳必

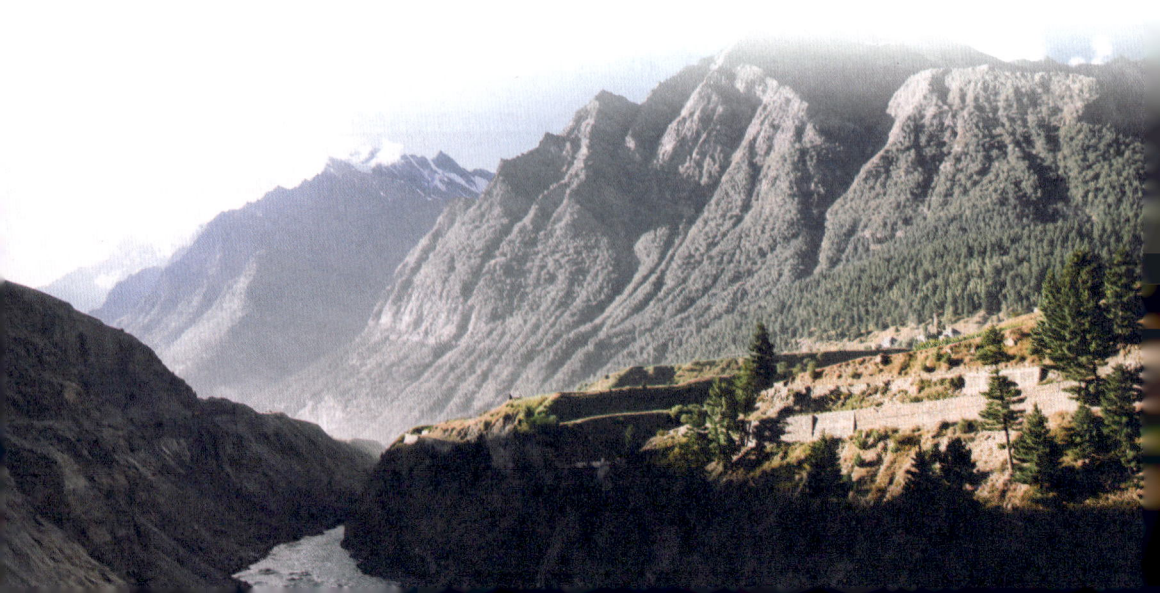

阴","寒极生热,热极生寒"。

"重"和"极"都是条件,必须得达到一定的程度阴阳才会转变。阴有"重"的条件才转为阳,阳有"重"的条件才转为阴。寒也是在"极"的条件下转为热,热也是在"极"的条件下转为寒。条件是很重要的,没有条件就不会转化。

医圣张仲景在《伤寒论》里谈到厥证,"厥者,手足逆冷者是也"。"厥"就是手脚凉、四肢冷。四肢手脚冷,可以是阳虚,也可以是热郁导致,体内有热,但是表现为手脚凉。因为体内有热,把人体的气机给郁住了,阳气到不了四肢手脚,所以手脚就会发冷。而且体内热越重,冷得越厉害。体内热越轻,手脚凉也越轻,原文说"厥深者热亦深,厥微者热亦微"。这其实也是阴阳相互转化的一种表现。

阴和阳的关系,大概可以分为以上这四种。归纳一下就是,各自作用,对立制约,消长平衡,相互转化。

04 说说火神派

阳气若天与日，失所折寿不彰

前面把阴阳比喻成夫妻，阴阳如夫妻，何必分高低。就是都很重要，各有各的作用。

但是，中医分很多流派，有一派不同意这个观点，认为阴阳地位不是均等的，应该是阳更重要，夫妻地位也不是均等的，应该是阳主阴从。

这个观点在《黄帝内经》里是有根据的，主要在这两条：

第一条是《素问·生气通天论篇》所说"阳气者，若天与日，失其所则折寿而不彰。故天运当以日光明，是故阳因而上，卫外者也"。"若天与日"，"天"就是大自然的意思，"日"是太阳，阳气就相当于大自然之中的太阳那么重要。"失其所则折寿而不彰"，"失其所"，有人解释成阳气运行失常，失去其应居之处所，就是说人假如没有了阳气，就像自然界没有了太阳，会怎么样呢？"折寿"，生命夭折，"而不彰"，而不彰显于世。"故天运当以日光明","天运",自然万物的运动应该"以日光明",万物生长离不开太阳的光芒。"是故阳因而上,卫外者也",所以说人体的阳气犹如天上的太阳一样,向上、向外布散,起着固卫肌表抵抗外邪的作用。"阳因而上","因"是顺应、依顺的意思。

这就很明确了,将人体的阳气比喻成太阳,说明阳气的重要性。

第二条是"凡阴阳之要,阳密乃固,两者不和,若春无秋,若冬无夏。因而和之,是谓圣度。故阳强不能密,阴气乃绝"。阴阳关系的要点在于"阳密乃固",阳气必须是固密的。"两者不和,若春无秋,若冬无夏",阴阳不和的话就像只有春天没有秋天,只有冬天没有夏天。"因而和之,是谓圣度",调和阴阳,这是圣贤所定的法度。"故阳强不能密,阴气乃绝",强调了阳气浮越在外,但是卫外的功能不好,阴也好不了。阳气浮越以后阴气也会绝。

以上两条都强调了阳气的重要性。

关于阴阳的关系,《黄帝内经》强调"阴平阳秘,精神乃治",是处于一种比较和平的状态。"阴在内阳之守,阳在外阴之使",这叫"阴平阳秘,精神乃治",人的形体和精神都会非常正常安康。反之"阴阳离决,精气乃绝",假如阴阳分开了,有一方出现大的问题,"精气乃绝",气代表阳,精代表阴,阴阳都会出现问题。一般来说阴阳的关系是这样的。

但是这两条又强调在阴阳都很重要的前提下,阳更加重要。认为阳更重要的一派就叫扶阳派,"扶阳",就是扶助人体的阳气。这几年经常会开展扶阳论坛,非常火爆,全国各地参加的人很多。

扶阳派除了以《黄帝内经》为根据以外，还有其他的依据。

比如《周易》中提示了阴阳两者对立制约、依存互根和消长转化的关系，但也强调阳是极其重要的。《周易》有乾和坤二词，乾代表天，坤代表地，乾代表男，坤代表女。《周易》在论述乾元的时候说，"大哉乾元，万物资始，乃统天"。乾是统天的。谈到坤元的时候说"乃顺承天"，属于从属地位。

有人说扶阳派是民国时期四川医家所创造的，其实也不能这么说，为什么呢？我反复提到明代的张景岳，张景岳对《黄帝内经》非常有研究，他写了一本书叫《类经》，把《黄帝内经》的各项内容分门别类地研究。张景岳在《类经图翼·大宝论》中说"天之大宝，只此一丸红日，人之大宝，只此一息真阳"，自然界天地万物的大宝就是那一丸红日，"丸"就是圆，太阳是圆形的。"人之大宝"，人身体最重要的宝，"只此一息真阳"，阳气。可以看出张景岳很重视人体的阳气。重视阳气历来就是一大流派，并不是近代才兴起的。

还有人拿气血来打比方，以前说过中医有句话叫"气为血之帅，血为气之母"。气行血才行，气滞就血瘀，说明气和血的关系也是气为主，血为从。

《素问·阴阳应象大论篇》还有一句话叫"阳化气阴成形"，说明一切生化机能都应该是无形的，这叫气，属于阳，一切有形的物质属于阴，而阳能化阴。万物生长靠太阳，人体运行也要靠阳气。《素问·生气通天论篇》还说，"阳气者，精则养神，柔则养筋"，这个"神"代表了人体的无形的精神，心理情志，精代表了人体有形的形体，说明人体无论是神还是形都离不开阳气的充养。

所以扶阳派的人主张"阳主阴从"，注重人体的阳气，善用温热药来养阳，比如说附子、肉桂、干姜、桂枝等。

报道扶阳派用扶阳的方法治疗各种各样的疾病的文献资料很多，我查了一下文献，有口腔溃疡、带状疱疹后遗症、糖尿病视网膜病变、类风湿、慢性阻塞性肺病、失眠、盗汗、妇科病、儿科病、慢性萎缩性胃炎和脉管病（血管外科的一种病），还有一些很严重的病，比如肝硬化腹水、白血病、恶性肿瘤等，运用面很广。

扶阳派又叫"火神派"，把阳气比成火，所以叫火神派。为什么扶阳派要格外强调扶阳用温热药呢？

跟这个时代的特点有密切关系，因为当今社会是一个开放的社会，提倡张扬人的个性，努力向外扩张，刺激消费，人的生活规律也做不到《黄帝内经》要求的"不妄作劳"。这一系列的行为和动作损耗的是人体的正气、阳气。在医疗上，人们过度依赖抗生素，滥用抗生素、激素等，这也是不争的事实。这些抗生素、激素等的过度使用也会伤害人体的阳气。个别中医大夫受现代医学消炎抗菌、抗病毒等思想的影响，不把辨证论治当作中医的法宝，而是大量应用苦寒类、清热解毒类的中药，会让人的阳气一损再损。所以现在扶阳派才会广受欢迎。

上面拿夫妻关系打比方，说到火神派，我就想到原来中国很多人把自己的老公叫什么？叫当家的、外头的，把妻子称为屋里的、家里的。

阳主阴从，夫妻两人有一个拿主意的就好，否则遇到大事都拿不定主意，很麻烦。前两年和一个朋友聊天，他说他发现一个规律，凡是夫妻俩都不愿意拿主意、商量来商量去的，事情就黄了，比如北京、上海房价涨了这么多，好多人后悔没早买商品房，假如有一个人拿主意，或者说是单身的、离婚的不用跟任何人商量，往往自己就买了，过几年以后翻了很多倍。

所以说阳主阴从也是中医的一大学说，扶阳派从《黄帝内经》和临床现实来看也是都有依据的。

但是也要辩证地看待这个问题。刚才说到扶阳派最常用的是附子、肉桂、干姜之类。附子是有毒的中药，有经验的大夫会让病人先煎药一个小时以上，然后尝一尝，以嘴不麻为度，如果嘴麻，说明还有毒性。山西灵石县扶阳派的代表人物李可老先生，就用扶阳法，附子用到60克、80克、100多克，用大剂量的附子、肉桂之类的药，治疗了很多危重疾病。

我个人认为辨证是前提，真正属于阳气虚衰、阴寒内伏的患者，可以用扶阳法。即使是用扶阳法，安全还是第一的。特别提醒各位读者朋友，千万不要自作主张去吃附子，它的毒性不小。有一年我给云南省中医医院讲课，云南省卫生厅的领导告诉我，有那么几年，云南每年都会有农民因为挖附子吃出人命。

扶阳法运用得当效果非常显著，前提是运用得当，中医讲辨证，辨证是前提，运用不得当就有可能出问题。

05 诊断疾病离不开阴阳

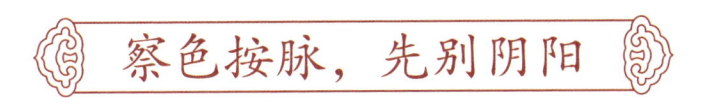

察色按脉，先别阴阳

不管是中医还是西医，其实看病就分两步，第一步诊断，第二步治疗。中医的诊断是通过望闻问切。望闻问切也要分阴阳。

比如《素问·脉要精微论篇》说，"微妙在脉，不可不察，察之有纪，从阴阳始"。号脉也分阴阳，比如脉数，就是脉快，属于阳；脉迟，就是脉慢，属于阴。从形态上讲，脉象比较浮、比较大、比较表浅，用手稍微一摸就能摸到，属于阳；使劲按才能感觉到的脉象，属于阴。我们以后还会仔细讲脉象。

望闻问切的每一步都分阴阳。

《素问·阴阳应象大论篇》有一段专门说到四诊分阴阳的问题：

"善诊者，察色按脉，先别阴阳；审清浊而知部分；视喘息、听音声而知所苦；观权衡规矩而知病所主；按尺寸、观浮沉滑涩而知病所生。以治无过，以诊则不失矣！"

讲解一下这段的意思。

"善诊者",一个高明的中医大夫,在诊断的时候要"察色按脉,先别阴阳",察色是看脸色、舌苔,这叫望诊,按脉叫切诊。

"审清浊而知部分",这是说的望诊,"清浊",色清而明病在阳分,色浊而暗病在阴分。"部分",就是看"清浊"具体在哪一块,在额头上和面颊上含义是不一样的,在左边的面颊和在右边的面颊含义也不一样。这个以后讲望诊的时候会详细讲。"审清浊而知部分",就是不仅要看面色清浊,还要知道具体在人体五脏六腑的哪个部分出现问题。

"视喘息、听音声而知所苦","苦"就是病苦,知道是什么病导致的痛苦。"喘粗气热为有余","粗"就是喘气比较粗,"气热",自己喘出来的气,自己能感觉到热,属于阳。"喘细气寒为不足",假如喘的气息不是那么粗,而是细低、气寒,明显是不足,就属于阴。"息高者心肺有余,息弱者肝肾不足",呼吸明显比较有气力、急,代表上焦心肺有余,属于阳证;呼吸弱,喘息声也弱,往往是肝肾不足,属于阴证。

"观权衡规矩而知病所主",权和衡是一对,我们经常说权衡一下,是现代词。权、衡的原意,"权"是秤砣,大家到博物馆去,能看到古代的权,有铁质的,有石质的,还有其他材料的;"衡"是秤杆,现在很多年轻人可能没见过秤,中药房就有称中药的小秤。规、矩,"作圆之器曰规","为方之器曰矩","规",就是画圆的圆规,用来画方形东西的叫"矩"。这是"权衡规矩"的原意,但是在《黄帝内经》里,"权衡规矩"另有所指。《素问·脉要精微论篇》说,"四变之动,脉与之上下","四变"指四季，根据春夏秋冬四个季节的变化，"脉与之上下"，脉也会发生变化。正常的变化是"以春应中规，夏应中矩，秋应中衡，冬应中权"，这句话具体含义不详细解释，就是说春夏秋冬的脉象是不一样的。比如说"冬应中权"，"权"，刚才提到了是秤砣，冬天主收藏，所以脉也会比较沉，像秤砣一样往下坠，所以叫"冬应中权"。所以"观权衡规矩而知病所主"的意思就是，要看脉象的浮沉数迟等而知道是什么病。

"按尺寸、观浮沉滑涩而知病所生"，中医号脉分寸关尺，观浮沉滑涩而知道这个病是怎么来的。

假如做到以上说的这些，"以治无过，以诊则不失矣"，一般来说治疗疾病就不会有过失了，效果就会比较好，诊断就不会有差误。

中医有很多辨证方法，有八纲辨证、脏腑辨证、气血辨证等，张仲景《伤寒论》的六经辨证，到了明清时期温病学派有卫气营血辨证、三焦辨证。其中八纲辨证应用非常广，八纲就是八个字，阴阳表里寒热虚实。阴阳是一对，病属于阴还是阳。表里，病在表还是在里。寒热，是属于寒还是属于热。虚实，是虚证还是实证，这叫八纲辨证。

明代医家王执中有本书叫《东垣先生伤寒正脉》，说到"治病八字，虚、实、阴、阳、表、里、寒、热，八字不分，杀人反掌"，就是八纲辨证。虚实阴阳表里寒热，假如治病连这个都分不清楚，你不要说救人了，反而有可能越治越差，甚至可以置人于死地，那就是庸医了。

八纲辨证，首先讲阴阳，先归纳一下阴证和阳证有什么区别。

先看阴证。

凡是见到抑制、沉静、衰退、晦暗等表现的里证、寒证、虚证，以及症状表现为在内的、向下的、不容易发现的，或者病邪性质是阴邪致病、病情变化比较慢的，都叫阴证。

不同的疾病表现出的阴证证候不尽相同，各有侧重，常见的特征性表现主要有面色㿠白或黯淡、精神萎靡、身重、蜷卧（胳膊和腿蜷起来躺着叫蜷卧）、畏冷肢凉、倦怠无力、语声低、纳差（指吃饭不好，又叫纳呆，纳呆是指胃口发呆，就是不想吃饭，不是一吃饭就发呆的意思）、口淡不渴、小便清长或短少、大便稀溏、舌淡胖嫩、脉多伴见沉迟微弱细，这都是阴证。

为什么这些是阴证？精神萎靡、声低乏力是气虚的表现。畏冷肢凉、口淡不渴、小便清长、大便稀溏是里寒的症状。舌淡胖嫩、脉沉迟微弱细，是虚寒的舌脉。

再总结归纳一下阳证。

凡是兴奋、躁动、亢进、明亮等表现的表证、热证、实证，以及症状表现于外的、向上的、容易发现的，或病邪性质为阳邪致病、病情变化较快的，均属于阳证。

不同的疾病表现出的阳证证候也不尽相同，各有侧重，它的特征性表现主要有：面色赤，就是面色有点发红。恶寒发热，阳证也可以恶寒，不要认为阳证就不会怕冷。恶寒和畏寒不一样，恶寒是虽然加上衣服、被子，但还是感觉暖不过来，身上还感觉到冷。畏寒是一加衣服冷立马就缓解，一个字的差别，病理本质不一样。肌肤灼热，摸着身上发烫。烦躁不安，语声高亢，声音比较高。呼吸气粗，喘促痰鸣，喘的时候感觉气管里有痰，有痰鸣音。口干渴饮，口干老想喝水。小便短赤涩痛，短指尿少，赤指颜色发黄。赤虽然是红色，但尿赤首先是指发黄，发红的时候还是很少。涩指小便不是很痛快，有点发滞，甚至尿道有点疼。大便秘结气臭，刚才说阴证的时候大便是溏泄的，这个是大便干，还比较臭。舌红绛，阴证是舌淡胖嫩，阳证是红绛，舌头颜色发红，甚至是绛色，颜色更红更深叫绛。舌苔发黄黑、生芒刺，黄和黑程度不一样，黄就是热，舌苔黑可以是寒可以是热，黑苔是热时，热的程度比黄苔更重。舌头上边有芒刺，芒刺是很形象的，舌头上一点儿一点儿的，像长出来的小东西。脉浮数洪大滑实，浮脉是稍微一搭脉就能摸到，数是脉快，洪大指脉搏动带劲，比较有力，实脉也是有劲的意思。滑脉如盘滚珠，像盘子里头放个钢珠来回滚，特别滑利。

为什么阳证可以见到这些表现？恶寒发热一起出现一般是表证的特征。面红、肌肤灼热、烦躁不安、口干渴饮、小便短赤涩痛，都是热证的表现。这里有表证、热证，然后语声高亢、呼吸气粗、喘促痰鸣、大便秘结，这是实证的症状。舌红绛、苔黄黑起芒刺、脉浮数洪大滑实，都是高热的特征。

阴阳辨证在临床看病的时候是非常常用的一个手段。

06 治病也离不开阴阳

以治无过，以诊不失

上面提到了"察色按脉，先别阴阳"，中医的望闻问切，诊断疾病不能离开阴阳学说。诊断完了就该治疗了。治疗也一样离不开阴阳学说。

上面说到《黄帝内经》有句话叫"以治无过，以诊则不失矣"，无论是诊断还是治疗都离不开阴阳学说，假如判断阴阳正确，诊断就不会有过失，治疗也不会有过错。

那么《黄帝内经》阴阳学说在治疗上是怎么体现的？首先从大的治疗原则上来说，中医至高无上的治疗原则是什么？

《素问·至真要大论篇》说，"谨察阴阳所在而调之，以平为期"。中医不管是药物疗法还是针灸、推拿按摩、刮痧、拔罐，目的都是"以平为期"，让阴阳达到平衡的状态，这是一个至高无上的原则。也叫治则，就是治疗原则。具体的治疗措施是方法，叫治法即上面提到的各种治疗方法。以前中国中医科学院基础研究所有个科室就叫治则治法研究室。治则和治法不一样，治则要高于治法，治则要指导一切治法，治法是治则在不同情况下的具体体现。

"谨察阴阳所在而调之，以平为期"，这是《黄帝内经》说的治病的最高原则。

医圣张仲景在方书之祖《伤寒论》第58条强调说，"凡病，若发汗，若吐，若下，若亡血，亡津液。阴阳自和者，必自愈"，不管什么病，用了发汗的方法，或吐法（现在吐法很少用，古人还是经常用的），或下法，可能是正确的治疗，也可能是误治，造成了人体亡血、亡津液，即血亏、津液亏，无论造成了什么样的后果，"阴阳自和者，必自愈"，只要最后阴阳能达到和平的状态，必自愈，这个病就会自己好。《黄帝内经》强调的是一个"平"字，《伤寒论》强调的是"和"字，一个意思，平者和也，和者平也，最伟大的中医学著作《黄帝内经》和《伤寒论》，都强调了阴阳和平是中医治病的最高原则。

再举一些例子。

《素问·阴阳应象大论篇》有句话叫"阳胜则热，阴胜则寒"。"阳胜则热"，阳气太旺就会出现热证。阴气太盛，就会出现寒证。不管是阳胜还是阴胜，都是阴阳有一方有偏胜之病，另一方并没有太过的虚损，以胜为主。

"胜"，阳胜也好，阴胜也好，治疗的时候都要"损其有余"，要针对多余的一方进行治疗，兼顾不足。阳胜的以清热为主，所以《素问·至真要大论篇》有个治法叫"热者寒之，寒者热之"。阳胜就属于热证，属于实热。"热者寒之"，热证就应该用寒凉药制其阳，这就叫"热者寒之"。

上面举过例子，假如一个人心火亢盛，口舌生疮，爱着急，爱发火，失眠，舌尖红，这属于实火，要清心火。可以用连翘、莲子心、栀子、黄连，这就是"热者寒之"。

再说阴胜，"阴胜则寒"属于实寒证，不是虚寒，要用温热药来治疗，这就是《素问·至真要大论篇》说的"寒者热之"。阴太胜要用热药。

因为"阳胜则热，阴胜则寒"都是实证，所以治疗原则叫"损其有余"，也叫"实者泻之"。

再看虚证。

阴阳偏衰，阴或者阳有一方不足，阴虚或者阳虚。假如阴虚不能制约阳，导致阳亢，这时候身体也可以出现热证，但这种热证叫虚热证。《素问·调经论篇》说"阳虚则外寒，阴虚则内热"，这说的寒和热都是虚证，和刚才说的实是相反的。还说"阳盛则外热，阴盛则内寒"，还有内外的区别。同样是怕冷，阳虚的人主要是感觉到身体外边冷，阴盛的人感觉到体内也冷，从里往外的冷。同样是热，阴虚的人，感觉到身体内部也烫，手脚心也烫。阳盛的外热，拿手摸一摸肌表，灼热、烫人。

假如一个人是阴虚导致的虚热证，自然就不能再用黄连、栀子、莲子心等寒凉药直接清火了，因为它并不是真正由阳胜导致的。王冰在注解《素问》的时候说过八个字，"壮水之主，以制阳光"，意思就是补阴、补水以制阳光，来制约这种内热，这种热的本质不是实热，是体内阴虚造成的，所以着眼点在于水，在于阴，要以养阴为主。这在《黄帝内经》里叫"阳病治阴"，即表现出来的是阳病，但实际上本质是阴的问题，阴虚则内热，所以叫"阳病治阴"。反之叫"阴病治阳"。同样道理，阳虚则外寒，假如一个人阳虚不能制约阴，造成阴盛，这种寒证就是虚寒证，不是实寒证，不能用辛温发散药来散这种寒，实寒用辛温发散药，但是虚寒要用扶阳的方法来消退阴盛之寒，故王冰提出了8个字，叫"益火之源，以消阴翳"。

这就有个实寒和虚寒、实热和虚热的问题。在《黄帝内经》"阳病治阴，阴病治阳"的治疗原则指导下，对于这种阴阳偏衰的治疗，明代张景岳根据"阴阳互根"的原理，提出了一个治法，叫"阴中求阳，阳中求阴"。我们反复引用张景岳的例子，因为张景岳是对《黄帝内经》的研究非常深刻，而且非常有主见，还能结合临床的一位大家。

想补阳，一定离不开阴，叫阴中求阳；想补阴，也离不开阳，叫阳中求阴。张景岳有一段非常经典的话叫"善补阳者，必于阴中求阳，则阳得阴助而生化无穷；善补阴者，必于阳中求阴，则阴得阳升而泉源不竭"，非常对仗，朗朗上口。顺便提一句，中医讲究医文并茂，"医"是你的医疗水平、独到见解，"文"就是文采，文采飞扬。

"善补阳者，必于阴中求阳"，想补阳一定在阴里求阳，不能直接奔着阳去，只是用热性药来补阳，那样会上火。但是假如在阴中求阳，补阳为主，佐以补阴，则"阳得阴助而生化无穷"，这时候阳得到了阴的帮助，治疗效果便是生化无穷，阳气源源不断。

张景岳根据这个原则创立了两个名方。一个叫左归丸，一个叫右归丸。为什么叫左、右归丸？因为中医说人有两个肾，"其左者为肾，右者为命门"。左者为肾，左边负责肾阴，右边是命门，中

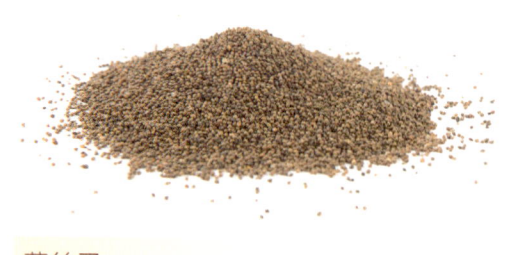

医常说命门之火，右边这个肾主要是代表肾阳，所以用左和右来起的名字。

右归丸主要是温补肾阳，用了附子、肉桂、菟丝子、杜仲这些热性的甚至是大热的药。但是，在用补阳药的同时，又加了一些补阴的药，比如枸杞子、熟地黄和当归。这就是张景岳说的"善补阳者，必于阴中求阳，则阳得阴助而生化无穷"。

再看补阴。

"善补阴者，必于阳中求阴"，只是补阴有时候效果不行，还有可能太腻。中医讲，吃太多补阴药就像吃太多的肥肉，太腻。"必于阳中求阴"，补阴同时要加点补阳的，这样的话，"则阴得阳升而泉源不竭"，因为有了阳的帮助，阴就会泉源不竭，像泉水一样源源不断。打的比方很有道理，张景岳在解释补阳的时候叫生化无穷，阳是无形的，所以用生化来描述；说补阴的时候叫泉源不竭，阴就是水，像泉水一样源源不断。

同样有名方叫左归丸，"其左者为肾，右者为命门"，左代表肾阴，所以左归丸就是补肾阴的。是滋阴补肾、填精益髓的名方，里面主要是补阴的药，有熟地黄、枸杞子、山萸肉、川牛膝、龟胶。但是在用这么多补阴药的同时，又加了鹿角胶、菟丝子，这两味药是热性的，加这两个的目的就是补阳，叫阳中求阴。如此一来，补阴的效果更明显，泉源不竭。

07 说说五味的作用

辛甘为阳，酸苦为阴

阴阳学说在诊断、治疗方面有很多作用。治疗自然离不开药。中药，甚至食物也可以分阴阳，阴阳属性不一样，作用自然也有差别。

《素问·至真要大论篇》说，"帝曰：善。五味阴阳之用何如？岐伯曰：辛甘发散为阳，酸苦涌泄为阴，咸味涌泄为阴，淡味渗泄为阳。六者或收或散，或缓或急，或燥或润，或耎（ruǎn，同软）或坚，以所利而行之，调其气，使其平也"。

黄帝说好啊，"善"就是好。五味是个习惯说法，因为中医离不开五行学说，所以经常说五味，但实际上不限于五味，酸苦甘辛咸是最主要的一个习惯说法。岐伯回答的时候说六者，加了个淡味。其实还有涩味，以后会详细说。

"五味阴阳之用何如？"五味阴阳的功用是什么样的？岐伯回答说"辛甘发散为阳"，辛和甘，特别是辛甘搭配在一起发散作用更强，辛味和甘味都属于阳。

"酸苦涌泄为阴"，"涌"的意思是吐，"泄"通"泻"，腹泻。后面"咸味涌泄为阴"，咸味也是涌泄，吐或者拉肚子。

"淡味渗泄为阳"，渗泄和涌泄不一样，渗泄的意思主要是利湿、利小便，淡味属于阳。

"六者或收或散，或缓或急，或燥或润，或奭或坚"，酸苦甘辛咸淡这六味，要么是收，要么是散；要么是缓，要么是急；要么是燥，要么是润；要么是软，要么是坚。"以所利而行之，调其气，使其平也"，使用得当，就能调其气，使其平，利于人体健康，使气血通畅，阴阳和平。

围绕《黄帝内经》这一段，对常见五味、六味甚至是七味的主要作用总结一下。

五味有两种内涵，一个是口感，口尝的味道真的是酸苦甘辛咸；另外一个超出味觉的范畴，是建立在功效的基础上，《黄帝内经》说的"辛甘发散""酸苦涌泄"及后边说的收和散、缓和急、燥和润都是指五味的功效。说明五味不仅仅是口感，它既代表了药物味道的"味"，又包含了药物作用的"味"。特别是作用的"味"构成了中医五味理论的主要内容，所以分析每一个味的时候，重要的是口感，更重要的是作用。

第一个说酸味。酸味主要作用有两个，能收、能涩，收敛和固涩，凡是具有收敛和固涩作用的中药，一般认为它味酸。

酸味药的作用主要有：固表止汗，出汗太多，不让它出汗，叫固表止汗；敛肺止咳，针对老是咳嗽的；涩肠止泻，长期拉肚子的要止泻；固精缩尿，老是遗尿或者遗精，要固涩止遗；固崩止带，

时空变化与生命现象 阴阳五行篇

"崩"是崩漏，指月经量太多，要固崩，带是白带，白带太多，要止带。凡是具有以上这几个收涩作用的药物，多半具有酸味。所以酸味药多用于治疗体虚多汗、肺虚久咳、久泻滑肠、遗精滑精、遗尿尿频、崩带不止。

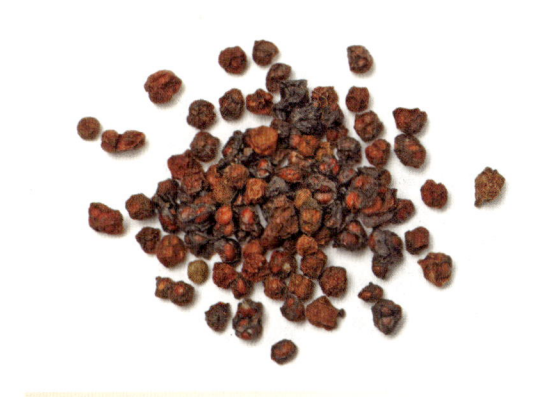

五味子

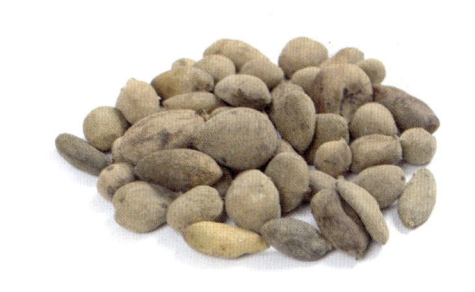

举几个例子，五味子的功能是固表止汗，出虚汗用五味子。乌梅能敛肺止咳，长期肺虚咳嗽，就可以用乌梅。刚才说的五味子，还

五倍子

有味中药叫五倍子，能涩肠止泻，用于慢性腹泻。山茱萸又叫山萸肉，能涩精止遗，经常用于男科病的遗精滑精。还有赤石脂，张仲景有个名方叫赤石脂禹余粮汤，赤石脂能固崩止带，用于妇科的崩漏和带下，也可以治疗腹泻。

第二个讲苦味。苦味的作用，能泄、能燥、能坚。

泄，清泄火热，泄降气逆，通泄大便。燥是燥湿，坚是坚阴，泻火存阴的意思。展开来说就是具有清热泻火、下气平喘、降逆止呕、通利大便、清热燥湿、苦温燥湿、泻火存阴作用的药物多

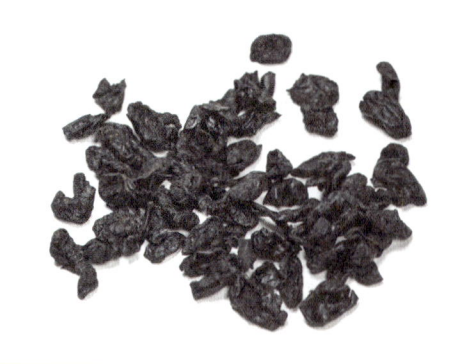

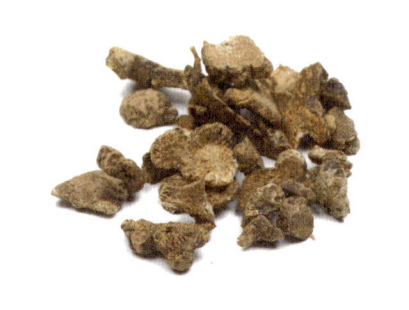

具有苦味。

所以说苦味药可用于治疗热证、火证、阴虚火旺、湿证等证型，以及咳喘、呕吐、恶心、便秘等疾病。

再举几个例子。黄芩、栀子这两味苦味的药能清热泻火。杏仁、葶苈子能降气平喘，这也是泄，泄降气逆，气逆往上顶，就老咳嗽喘，甚至不能平躺，要坐着，有的是半躺或者坐着睡觉。半夏、陈皮降逆止呕，胃气往上顶，上逆，会恶心会吐，用半夏、陈皮降逆止呕。大黄、枳实泻热通便。黄连、龙胆草，清热燥湿。能泄的是苦味，能燥的也是苦味。苍术、厚朴苦温燥湿，也属于苦味。知母、黄柏，泻火以后可以保护阴液，即坚阴，叫泻火存阴。

第三个讲甘味。甘味有三大作用，能补、能和、能缓。

甘味具有补益、和中、调和药性和缓急止痛的作用。所以一般来说，凡是具有滋养补虚、调和药性、缓解疼痛作用的药物多具有甘味。

能补，所以甘味药用于正气虚弱，凡是能补的、能治疗正虚的一般是甘味。比如说人参大补元气，熟地滋补精血，这个补就说明是甘味。能缓，能够缓解疼痛，比如说饴糖能缓急止痛。能和，能够调和药性，甘草，甘草调和药性是百搭，什么药都可以用它。太寒的药加上甘草就不会那么凉了，太热的药加上甘草就不会那么热了。寒热在一起的药配上甘草，就不发生矛盾了。所以甘草是中医方剂里出现率最高的一味药，到处都有它。你要统计《伤寒论》里药物出现频率，出现频率最高的就是甘草。

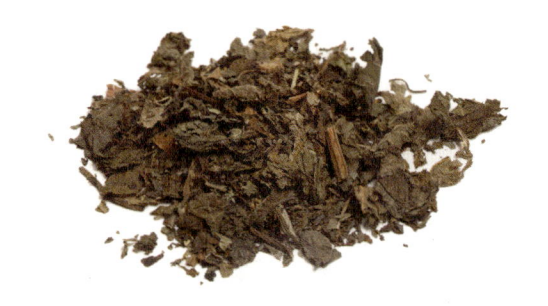

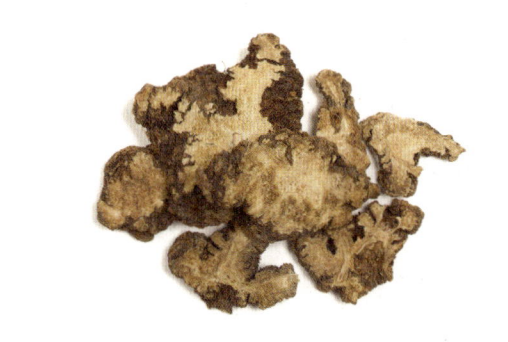

苏叶

川芎

甘草又被称为"国老"，君主、皇帝的老师，所以大家都尊重它。甘草是出现率最高的，因为它调和药性还能解毒，能解药物和食物的毒。所以性味甘的药有补、和、缓这三大作用。

第四个讲辛味。辛味药有两大作用，能散、能行。

"散"就是发散，"行"是行气行血。所以解表药能治疗感冒发烧、皮肤过敏、荨麻疹及鼻炎等。这些病在中医看来都是表证，就是体表受风、受寒所致。这些解表药、行气药、活血药多具有辛味。

所以说，辛味药多用来治疗表证，还有气血不通的病。

举几个例子，苏叶，紫苏的叶子，能够发散风寒，受轻微的风寒可以用苏叶来解决。木香，行气除胀，是理气的。有一个中成药叫香砂养胃丸，香就是木香，能理气，因为胃不舒服往往会表现出肚子胀、打嗝，木香可以行气除胀。川芎活血化瘀，辛能散、能行，行就包括行气和行血。

第五个讲咸味。咸味的两大作用是能下、能软。

下，泻下通便。软，软坚散结。一般来讲，泻下或者润下通便的，还有软坚散结的，就是软化坚硬、消散结节的药，一般具有咸味。

咸味药多用于治疗大便燥结，软化癥瘕坚结。中医说的"坚""结"，指的是包块、小疙瘩。包括痰核、瘿瘤、甲状腺结节、甲状腺肿大、癥瘕痞块。"癥"是指真的有个包块，揉不开；"瘕"是有个包块，但是一揉可以化开，一般是气聚导致的。

举几个例子。芒硝，泻热通便。海藻、牡蛎，消散瘿瘤，可以治疗甲状腺和其他部位的包块。鳖甲，软坚消癥，张仲景的方子鳖甲煎丸，甚至可以用来治疗肝硬化。

另外，在《素问·宣明五气篇》中还有一个说法叫"咸走血"，因为肾属水，咸入肾，心属火而主血。"咸走血"的意思就是水克火。《素问·五藏生成篇》说"多食咸，则脉凝泣而变色"，意思是食咸过多会导致脉中血液黏稠，血脉流通滞涩不畅。

酸苦甘辛咸，这是习惯说法的五味。但是除了五味以外，还有两个常用的味。

一个是淡味。《黄帝内经》说"六者"，五味加上淡味就叫"六者"，"淡味渗泄为阳"。淡有两大作用，能渗、能利。

渗，就是渗湿、利小便，利，其实也是利尿、利水。所以说利

时空变化与生命现象　阴阳五行篇

水渗湿的药多半具有淡味。

淡味可以用来治疗水肿、小便不利这些毛病。

比如薏米（又叫薏苡仁）、通草、灯芯草、茯苓、猪苓这些具有利湿、利水、利尿作用的药，一般都是淡味。

最早的中药专书是《神农本草经》，里面没有提到淡味，所以后世医家都把淡味附于甘味之中，叫甘淡，一般不专门提，都说五味，但实际上淡味的中药是非常多见的一类。

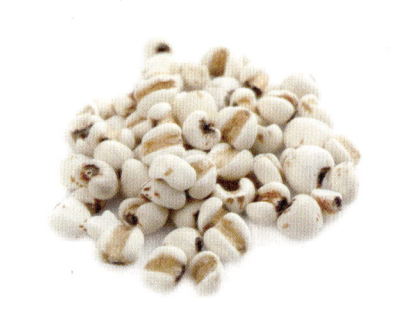

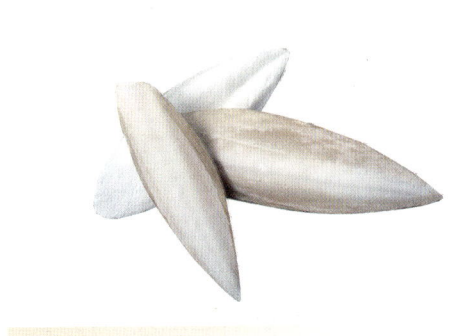

薏苡仁

乌贼骨

还有一个不常提到的味是涩味，涩味和酸味药的作用类似，也是起收敛的作用，一般本草书、专门的中药文献，经常用酸味代表涩味，或者和酸味一起叫酸涩。

涩味药多用于治疗虚汗、泄泻、尿频、遗精、滑精、出血等。比如莲子能固精止带，禹余粮涩肠止泻，乌贼骨收涩止血。

08 自然与人分为五类

六合之内，不离于五

前面讲了阴阳学说，与阴阳连着的就是五行，阴阳五行经常连着一起说，所以从这里开始讨论五行学说。

什么叫五行？五行就是木火土金水五种物质的运动，"行"就是动。古人在生活实践中认识到木火土金水是不可缺少的最基本物质，所以五行最初被称作"五材"，五种材料。后来五行的含义在"五材说"的基础上，进一步引申为世界上一切事物都是由木火土金水五种基本物质运动变化而生成的。

学习五行学说，首先要分析五行有什么特性，木火土金水，按照这个顺序来讲。

木，古人说"木曰曲直"。是指树木的生长形态，都是枝干曲直，向上向外伸展。因而凡是具有生长升发、调达舒畅作用或者性质的事物都属于木。

火，"火曰炎上"，就是说火具有温热和上升的特性，可以引

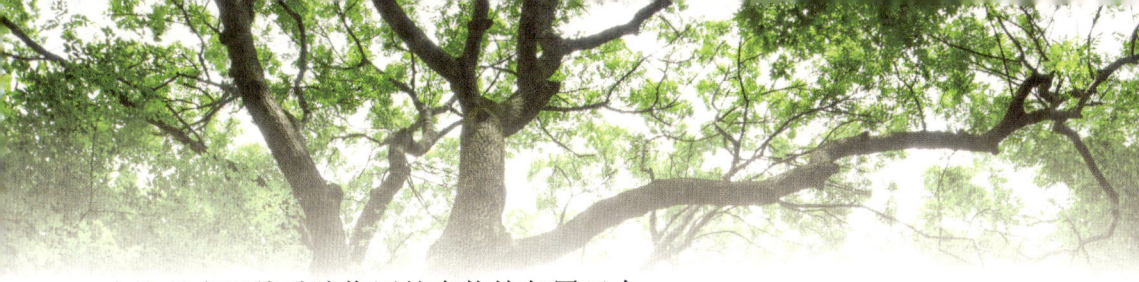

申为具有温热升腾作用的事物均归属于火。

土，古人说"土爰稼穑"，"爰"也是"曰"，"稼"就是播种，"穑"就是收成。"稼穑"就是土地有播种和收获农作物的作用，因而引申为具有生化、承载、受纳作用的事物均归属于土，所以有"土为万物之母"这一说。还有土载四行说，强调了土与其他四行的关系。

金，古人说"金曰从革"，"从革"是变革的意思，引申为具有清洁、肃降、收敛等作用的事物归属于金。

水，古人称"水曰润下"，指水具有滋润和向下的特性，引申为具有寒凉、滋润作用，向下运行的事物均归属于水。

五行学说是以五行的特性来归纳和归类事物的五行属性，五行属性不等同于木火土金水本身，而是将事物的性质和作用与五行的特性相类比而得出事物的五行属性。

比如按方位来说，日出东方，和木的生长、升发特性相类似，所以东方归属于木。南方炎热，与火的炎上特性相类，因而南方归属于火。日落于西，与金的肃降特性相类似，故西方归属于金。北方寒冷，与水的特性类似，故北方归属于水。再看五脏。肝主升，所以归属于木，木就是升发之气，"木曰曲直"。心阳主温煦而归属于火。脾主运化而归属于土。肺主降自然就归属于金。肾主水而归于水。

还有五色，青赤黄白黑，分别对应的是木火土金水，对应的五脏是肝心脾肺肾。有些中成药的名字不用脏腑的名字来命名，是用颜色命名。比如有个中药叫泻青丸，青对应的是肝，所以泻青丸是泻肝火的。还有个导赤散，赤对应的是心，所以导赤散是去心火的。还有个泻黄散，黄对应的是脾，所以泻黄散泻的是脾胃之热。还有个泻白散，白对应的是金、肺，所以通过方子的名字，就能猜出来泻白散是清泻肺热的方。没有泻黑的，为什么？中医讲肾无实证，肾一般要么正常，要么肾虚，所以没有泻黑散，也没有泻黑丸。但是其他的四个青赤黄白分别都有成方。

古人以五行的特性来分析归类推演，把自然界千变万化的事物归结为木火土金水的五行系统。

自然界和人体有关主要事物或现象的五行归属

自然界								五行	人体								
五畜	五音	五臭	五味	五色	五化	五谷	五气	五方	五时（日）	五季		五脏	五腑	五官	五体	五华	五液	五志	五神	五脉	五声	五变
鸡	角	臊	酸	青	生	麦	风	东	平旦	春	木	肝	胆	目	筋	爪	泪	怒	魂	弦	呼	握
羊	徵	焦	苦	赤	长	穗	暑	南	日中	夏	火	心	小肠	舌	脉	面	汗	喜	神	洪	笑	忧
牛	宫	香	甘	黄	化	黍	湿	中	日西	长夏	土	脾	胃	口	肉	唇	涎	思	意	缓	歌	哕
马	商	腥	辛	白	收	稻	燥	西	日入	秋	金	肺	大肠	鼻	皮	毛	涕	悲	魄	浮	哭	咳
猪	羽	腐	咸	黑	藏	豆	寒	北	夜半	冬	水	肾	膀胱	耳	骨	发	唾	恐	志	沉	呻	栗

这儿推荐一个表，用这个表对照着看，自然就熟悉了。中间是五行木火土金水，和人体对应的五脏是肝、心、脾、肺、肾，对应的五腑是胆、小肠、胃、大肠、膀胱。肝和胆是一对，中医叫互为表里，肝胆相照。心和小肠是一对，脾和胃是一对，肺和大肠是一

对，肾和膀胱是一对。木火土金水对应的五官是目、舌、口、鼻、耳。肝开窍于目，心开窍于舌，脾开窍于口，肺开窍于鼻，肾开窍于耳。对应的五体，分别是筋、脉、肉、皮和骨，因为肝主筋，心主脉，脾主肉，肺主皮（毛），肾主骨。对应的五种情志分别是怒、喜、思、悲、恐，肝主怒，心主喜，脾主思，肺主悲，肾主恐，反过来也一样，怒伤肝，喜伤心，思伤脾，悲伤肺，恐伤肾。

这是从人体来讲最重要的五脏、五腑、五官、五体和五志五个方面对应的木火土金水。还有五声和五变，这个不太重要，不在此讲了。

再看五行对应的自然界，同样也按固定顺序，这样容易记忆，也容易理解，因为熟才能理解，"书读百遍，其义自见"，念的时间长了，慢慢就会融会贯通了。顺序不要乱，永远就按这个顺序来背，木火土金水。

木火土金水对应五个季节，咱们说四季，但是五行对应五季。木对应的是春；火对应的是夏；土对应的是长夏（又念zhǎng夏），长夏有两种说法，一种说法是每年阴历六月份，还有一种说法是每个季度的最后18天；金对应的是秋；水对应的是冬。按春、夏、长夏、秋、冬这个顺序。

《素问·阴阳应象大论篇》里面关于五行对应的人体说得很透彻：

"东方生风，风生木，木生酸，酸生肝，肝生筋……在窍为目，在味为酸，在志为怒。"

以此类推，《素问·阴阳应象大论篇》又分别说到了南方生暑、中央生湿、西方生燥和北方生寒，而且这五方又对应了木火土金水和五味、五脏、五体、五色、五音、五窍、五志。不一一去讲解，大家只要把这个表背好就好了。

再看五方，木火土金水对应的是东、南、中、西、北。古代的皇帝，每到春天，要出城到东郊去迎接春天；夏天一来，要到南郊去迎接夏天。

再看五气，五气分别是风、暑、湿、燥、寒。风对应的是木，对应的是春天，春天多风。暑对应的是火，对应的是夏天，夏天自然是暑热很重。到了长夏不仅是暑，还有暑湿，湿气也重，所以湿对应的是长夏，对应的人体脏腑是脾胃。燥对应的是金，对应的是秋天，所以说秋燥容易伤肺。最后一个是寒，寒对应的是水，对应的是冬天。还有个中医名词叫六淫，六淫是风、寒、暑、湿、燥、火，五气里头少一个火，因为暑也是火。实际上自然界有五气是正常的，如果异常，太过或不及，损伤人体健康，就可以叫六淫。

再看五化，五化分别是生、长、化、收、藏，在讲四季养生的时候讲过。春天养生，夏天养长，长夏养化，秋天养收，冬天养藏。

再看五色，五行对应的五种颜色是青、赤、黄、白、黑，上面已经举过例子，泻青丸、导赤散、泻黄散、泻白散，青赤黄白黑对应的是肝心脾肺肾，对应的是木火土金水。

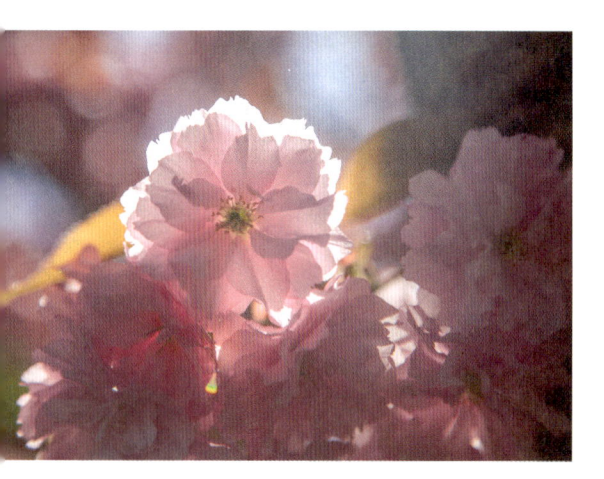

再看五味，五味也指作用，不见得是味道。木火土金水对应的是酸、苦、甘、辛、咸，酸入肝，苦入心，甘入脾，辛入肺，咸入肾。

再看五音，角、徵、宫、

商、羽，这个了解一下就行，五音不是太重要，有人专门研究音乐养生，在这方面就要下功夫了，这个对一般学中医的朋友用处不是太大。

学习五行学说要注意一个问题，不可僵化。比如说赤对应的是心，一般来说红色的东西入心，但不可绝对化。比如说枸杞子是红色的，但枸杞子不是入心的，枸杞子是补肝肾之阴的。山楂是红色的，但山楂主要不是入心的，山楂主要是开胃、消食的。五行学说这个表具有广泛的、整体的、宏观的指导作用，但是在理解和应用上不可过于拘泥。

前面《素问·阴阳应象大论篇》谈到东方。接下来再把其他四方学习一下。

"南方生热，热生火，火生苦，苦生心，心生血……在体为脉，在脏为心，在色为赤，在音为徵，在声为笑……在窍为舌，在味为苦，在志为喜。"火还涉及小肠，心和小肠相表里，在五腑里，小肠属火。

"中央生湿，湿生土，土生甘，甘生脾，脾生肉……在体为肉，在脏为脾，在色为黄，在音为宫，在声为歌，在变动为哕，在窍为口，在味为甘，在志为思。"这是讲的土，以土为核心，对应的五脏是脾，五体是肉，五色是黄，五音是宫，五窍是口，五味是甘，五志是思。

"西方生燥，燥生金，金生辛，辛生肺，肺生皮毛……在色为白，在音为商，在声为哭，在变动为咳，在窍为鼻，在味为辛，在志为忧。"这是说的金系列，金对应的五气是燥，五味是辛，五色是白，五脏是肺，五体是皮，五窍是鼻，五志是忧。

最后，"北方生寒，寒生水，水生咸，咸生肾，肾生骨髓……在体为骨，在脏为肾，在色为黑，在音为羽，在声为呻，在变动为栗，在窍为耳，在味为咸，在志为恐。"这是水系列，对应的五脏是肾，五色是黑，五味是咸，五体是骨，五窍是耳，五志是恐。

五行学说看上去非常朴素，也不是特别严谨，对此不必太较真。但它在临床治病和养生方面，都有很重要的指导意义，说白了就是管用。因为五行学说体现的是整体观念，即人与自然是一个整体，人体的五脏六腑、四肢百骸互相联系，也是一个整体。这是大整体和小整体的关系。

09 五行之间的四大关系

更贵更贱，以知死生

上面讲了五行的基本概念和五行的归类，无论是自然界的五色、五气、五方、五季、五化、五味、五音，还是人体的五脏、五腑、五官、五体、五志，都可以归纳为与五行相对应的五大类。

五行学说存在的目的不仅仅是让万事万物可以按它分类，更重要的是五行互相之间存在着复杂的关系，这样才可以解释万事万物，才可以解释人体的生理病理，进而指导诊断和治疗，还有调理身体。

现在讲五行最重要的四大关系，生、克、乘、侮。

先讲生和克。

相生，就是这一事物对另一事物具有促进、助长和滋生的作用，就叫相生。五行相生的次序是木生火，火生土，土生金，金生水，水生木，如环无端。木生火在人体来说，就是肝生心。火生土，心生脾。土生金，脾生肺。金生水，肺生肾。水生木，肾生肝。

相克，就是这一事物对另一事物的生长和功能具有抑制和制约的作用。五行相克的次序是木克土，土克水，水克火，火克金，金克木。大家按这个次序去记，一开始不要嫌麻烦，熟能生巧。木克土在人体来说，就是肝克脾，肝胆克脾胃。土克水，脾克肾。水克火，肾克心。火克金，心克肺。金克木，肺克肝胆。

光有相生没有相克是不行的。张景岳在《类经图翼》里说过，"造化之机，不可无生，亦不可无制。无生则发育无由，无制则亢而为害"。自然界万事万物的造化不能没有生，也不能没有制约，没有相生则"发育无由"，万事万物怎么生长发育呢？但是生长发育也不能没有节制，没有节制则"亢而为害"，过亢就成了灾害了。所以相生和相克是一个矛盾的统一。

在五行学说中，相生相克是自然界的正常现象。五行学说首先来自自然界，相生相克是一个正常现象，对人体来讲，也是一种正常的生理现象。正是因为事物之间存在着相生和相克的联系，才能在自然界维持生态平衡，人体也能维持生理平衡。

正是由于五行之间存在着相生和相克的联系，所以五行中的任何一行都存在着生我、我生，还有克我和我克四个方面的联系。

生我和我生在《难经》里被比喻为母子关系。《难经》也是一本很伟大的中医著作，书中共有81难。生我者为我母，我生者为我子，所以五行中的相生关系又称为母子关系。

以火为例，木生火，所以生我者是谁，是木。火生土，我生者为土。木为火之母，土为火之子，也就是说木和火是母子关系，而火和土又是母子关系。

克我和我克在《黄帝内经》原文里不这么叫，而叫所不胜和所胜。所不胜就是我胜不了它，说明它能胜我，叫克我者为所不胜。我克，就是所胜。《素问·六节藏象论篇》说，"帝曰：何谓所胜？岐伯曰：春胜长夏，长夏胜冬，冬胜夏，夏胜秋，秋胜春，所谓得五行时之胜，各以气命其脏"。"春胜长夏"，就是木克土。"长夏胜冬"，土克水。"冬胜夏"是水克火。"夏胜秋"是火克金。"秋胜春"是金克木。

还是以火为例。火克金，所以我克的是金。水克火，所以克我的是水。

生我、我生，这个相生关系里头要有制约。比如木，生我的是水，水生木。我生的是火，木生火。但是水又克火，这就是制约的关系。五行学说就是用五行之间这种错综复杂的关系，来说明任何一个事物都要受到整体的调节，防止太过或不及，维持相对平衡。用这个学说来阐释自然界，就能说明自然气候的正常变迁和自然界的生态平衡。用此学说来阐释人体，即可以解释机体的生理平衡。

五行之间有四大关系，刚才讲了一对，即生和克的关系。接下来讲第二对，乘和侮的关系。

相乘其实还是相克，相克是正常的，被用来解释自然界与人体的正常关系。假如相克太过，就叫相乘，乘就是以强凌弱。为什么会相克太过？比如说木克土，木克土是肝胆克脾胃，为什么呢？有两种可能。

第一种可能，本身木气太盛，肝胆火旺，肝胆郁结太盛，自然而然就会克脾胃太过，导致脾胃受伤，土虚弱，叫木乘土。

第二种可能，本来脾胃就很虚弱，这样的话，本来木气不太旺，由于脾胃之气太弱，土太弱就显得木气相对强，土相对衰弱。

这也可以叫木乘土，它的前提是土虚木乘。有的时候中医名词含义很深，土虚木乘是土虚在前，先有土虚再有木乘。一个人脾胃虚弱，消化力量很差，时间长了，也会影响到情绪，这就叫土虚木乘。由于生气着急导致了脾胃虚弱，消化不好，打嗝胀气，胃疼，这个就叫木乘土。先由于土虚弱而导致的木乘土叫土虚木乘。

因此，木乘土有两种可能。一是木气太过，一是土气太弱。

再看"侮"，"侮"的意思就是反侮，由于五行中的某一行过于强盛，对原来克我的那一行进行了反克，这叫反侮，"侮"就是反克。

比如木，本来是受金克的，金克木。但假如木气太旺，木特别强盛的时候，它不仅不受金的克制，反而对金进行反侮，叫木侮金，这是第一种可能。第二种可能，金本身首先虚弱了，这时候不仅不能对木进行克制，反而受到木的反侮，叫金虚木侮。金虚在前，说明本身木气并不是太旺，但是由于金太虚弱了，不能去克木，导致了金虚木侮。

不管是乘还是侮，都存在着两种可能。一种是因为一行之气太旺了，去乘或者侮了另外一行；另一种可能是被它乘或者侮的那一行太虚。

《素问·五运行大论篇》说："帝曰：主岁何如？岐伯曰：气有余，则制己所胜而侮所不胜；其不及，则己所不胜侮而乘之，己所胜轻而侮之。"

《五运行大论篇》的"主岁"，主要是说五运六气，五运就是木火土金水五行的正常或变化，六气是风寒暑湿燥火的正常或变化，这叫五运六气。它本来是用来解释自然界四季气候变化的规律正常与否，但也可以用到人体上。

"气有余，则制己所胜而侮所不胜"，还是以木举例子。木气有余，肝胆之气过盛，"则制己所胜"，"己所胜"是土，木克土，"制己所胜"的时候其实就叫木乘土了。"而侮所不胜"，木的不胜是谁？是金。本来是金克木，假如木气太旺，它反过来侮金。

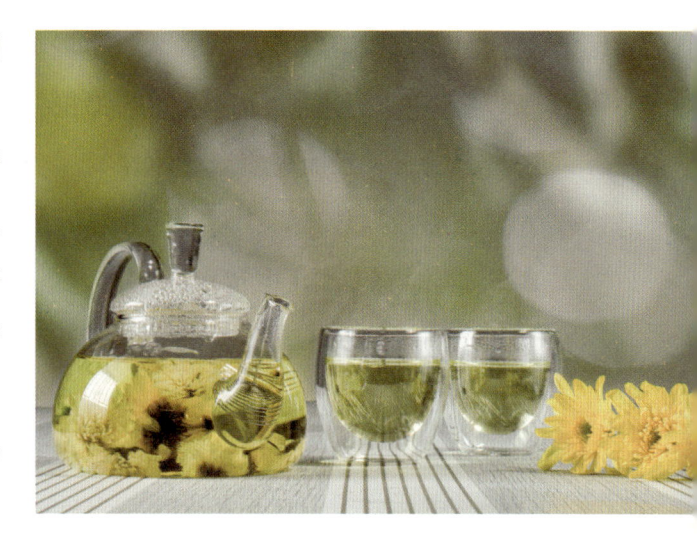

这在临床上很多见，叫肝火犯肺，又叫木火刑金。一个人肝火太旺，着急发火坐不住，就有可能引发咳嗽、吐痰、喘。特别是本来就有呼吸系统毛病的人，如果情绪不稳定，加上本来精气有点虚，木即使不旺，它也可以反侮，更何况木火旺了。所以说有老慢支、慢阻肺的朋友不能着急，着急上火病情就会加重。临床治疗呼吸系统的毛病，假如有肝火旺、肝气旺的，不能仅用治疗呼吸系统毛病的中药，一定要加上疏肝理气、清泻肝胆之火的药。这叫釜底抽薪法，锅底的柴火一撤，火自然就撤了，撤了以后水就不开了，咳嗽喘憋就会有所减轻。

再看下一句，"其不及，则己所不胜侮而乘之，己所胜轻而侮之"。上一句"气有余"，举的例子是肝气有余。这里还举肝气的例子，"其不及"，就是说假如肝气弱了，则"己所不胜侮而乘之"，"己所不胜"指的是金，金就会乘木。本来金就是克木的，这时候金气没有旺，是因为木气本身太虚弱了，肝胆之气太弱了，所以金克木就会明显加重，金克木明显加重就叫金乘木。

"己所胜轻而侮之"，本来是木克土，木是可以克制脾胃的，但是这时候反过来，土可以反侮木，叫"轻而侮之"。肝的疏泄功能正常是脾胃之气正常运转的前提，假如肝胆之气太弱，疏泄不足，脾胃又产生了湿气，湿邪壅滞了气机，就可以反过来导致肝胆疏泄功能更差。

《素问·藏气法时论篇》说，"五行者，金木水火土也，更贵更贱，以知死生，以决成败"。

"更"是轮流的意思，轮流贵，轮流贱。生克是一种正常情况，假如木气太旺，叫"更贵"。脾胃之气太弱了，这叫"更贱"。可以影响成败，即影响健康状况和治疗效果的好坏。

10 五行可以诊断疾病

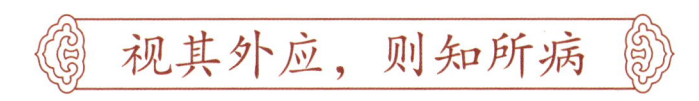

视其外应，则知所病

有的朋友可能觉得五行有点玄妙，还有点枯燥，它在医学上究竟管不管用？有没有指导意义？答案是肯定的，它既有诊断意义也有治疗价值。现在就讲五行在诊断方面的价值。

《灵枢·本藏》说，"视其外应，以知其内脏，则知所病矣"，一个人的内脏有没有问题，一般来说从外面是可以反映出来的，当然也不绝对。中医有一句话叫"有诸内，必形诸外"，中医说的"必"也要灵活看待，"必"就是一般来说，不是必然的。"有诸内"，身体里头有毛病，"必形诸外"，一般来说在外形上会有蛛丝马迹，或者有些表现。

五脏病表现于外，在以后讲望诊时还会举例子，这儿先不急。既然谈五行学说，我先给大家举一个火的例子。火对应的脏是心，它五行对应的五官、五色有没有什么价值？

《素问·六节藏象论篇》说，"心者，生之本，神之变也；其华在面,其充在血脉",《素问·五藏生成篇》也说了"心之合脉也,其荣色也"。心主血脉,其华在面,心还主神明。心怎么和面有关系的?它是通过经络完成的。《灵枢·邪气藏府病形》说得很清楚,"十二经脉,三百六十五络,其血气皆上于面而走空窍"。

"心其华在面"。如果心气不足、血液亏虚,往往见到面色无华、脉象细弱无力等外在的表现。如果心气血瘀滞、血脉受阻,可见到面色灰暗,唇舌青紫,心前区憋闷刺痛,脉见结脉、代脉、促脉、涩脉等外在的表现。一个人的面色可以反馈出他的心功能如何。

再举个病例,来说明五行既有诊断价值,还有治疗意义。

大家听说过面瘫,面神经麻痹,还有一种病叫面肌痉挛,脸上的肌肉痉挛,他看着你、跟你说话的时候,你能感觉到他脸上某一块肌肉在跳动。这样的病例挺多,面神经麻痹也会有一定比例的后遗症。面肌痉挛时间长了以后比较难治,效果不大理想,中医西医有时候都不好办。

我有一个好朋友,是针灸的高手大家。我俩互相介绍病人,有需要开方开药的,他把病人介绍给我。我一般只开药,不扎针。但是假如有需要配合针灸的患者,我就介绍给他。

曾经有个面肌痉挛的患者来找我,患病已经很多年了,痉挛比较严重、很明显,脸上肌肉老跳,自己不舒服,也影响美观。我给他号脉看舌苔，望闻问切，给他开处方，然后把他介绍给我的那个朋友，朋友说扎针太麻烦了，病人一星期要跑好几次，可以采用埋线。埋线也是中医的一种疗法，把一根蛋白线埋在穴位里，因为它在里面不断地刺激这个穴位，长达半个月，所以有人给它起个名字叫"长效针灸"。大概半个月，人体会把线自然吸收。

面神经麻痹、面肌痉挛一般取什么穴位呢？最常见的是局部取穴，就是在病变部位的周围取穴。中医还有句话叫"面口合谷收"，治疗脸上的毛病、嘴上的毛病，离不开的一个穴位就是合谷，合谷在手上虎口这个位置，这是最常用的治疗面肌痉挛和面瘫的穴位。

但是我这个朋友又给病人取了背上的心俞，还有一些心经的穴位。为什么？理论依据就是"心其华在面"。"心其华在面"的指导意义不仅仅是通过一个人的面色来判断他心功能的好坏、心气虚不虚、心火旺不旺、心血亏不亏、心血有没有瘀阻，还可以指导治疗。一切脸面上的毛病，都可以取心俞，还可以取心经的穴位。

背上的腧穴，有很多是一个脏腑对应一个腧穴，肝心脾肺肾都有对应的背俞穴，六腑也有对应的背俞穴，非常好找。

这就是中医理论指导中医临床，"心其华在面"既有诊断价值也有治疗价值。

这个病人也没有完全治好，但是经过一段时间治疗，他面肌痉挛的频率和强度有明显的缓解。而且，这个病人后来跟我说："大夫给我埋上线以后，我首先一个最大的感觉是什么呢？"他说："我原来有严重的路怒症，一开车上马路就着急，谁要开车别我一下，我得开车追出去10公里，也要别他一下。但是在吃上你的中药，配合上埋线以后，我感觉我的路怒症几乎就没了，再开车上路脾气变得格外温柔，谁别我一下，lady和你first，你先走。"

为什么路怒症也同时明显改善了？因为心主神明。取了心俞，他的心火自然就下降，他就不会那么着急上火了。

你说五行学说有没有价值？这个病例就是"五华"的运用。

"心其华在面，肾其华在发，肺其华在毛，肝其华在爪，脾其华在唇。"还是举火、心的例子。

五脏对五窍，肝开窍于目，肺开窍于鼻，脾开窍于口，肾开窍于耳，心开窍于舌。

《灵枢·脉度》说，"心气通于舌，心和则舌能知五味矣"。心气通于舌，心气为什么通于舌呢？《灵枢·经脉》说，"手少阴之别……循经入于心中，系舌本"，还是通过经络来联系的。

心开窍于舌，假如心的功能正常，舌体就会红活荣润、柔软灵活，味觉灵敏，语言流利。如果心有病变也可以从舌上反映出来，比如说心的阳气不足，舌质就会淡白胖嫩；心的阴血不足，舌质红绛瘦瘪；心火上炎，舌红，甚至生疮；心血瘀阻，则舌质暗紫或有瘀斑。心主神明的功能受到影响，就会舌强（也可以念jiàng）、舌卷、语謇或失语等。

再举两个例子，给大家加深印象。

2020年的春节，由于疫情暴发，我的一个好朋友来北京跟孩子一起过年，保姆回湖北老家去了，后来疫情严重，保姆回不了北京，朋友老两口就必须在北京看孙子，而且在疫情期间还不能出门，也不能见朋友老乡。

后来朋友憋得给我打电话，说舌头难受，又干又疼又涩。心火上炎首先会表现出舌头干、疼、不柔软。他有个亲戚是神经内科医生，首先怀疑他是不是心脑血管有问题。我说你把舌头自然伸出来，看看舌头是不是在正中间。问他平时血压怎么样，血脂高得多不多，这些都没太大问题。所以我判断这就是心火，也不用吃汤药，去药店买黄连上清丸或者牛黄清心丸服用即可。

他吃了三天以后给我打电话，说感觉舌头非常舒服。当然我还给他一点安慰，我说你这个就是因为在北京长达两个多月走不了，在家憋的。我说你要有耐心，静心在家学习、看书、看电视，学学中医养生，静等疫情过去再回老家。

还有一个例子。

有个老太太，舌头、口腔反复起溃疡，此起彼伏，皮肤上还偶尔有一些红斑。很多医生尤其是年轻的大夫对此病没有经验。这个病叫多形红斑，是一种皮肤病，常见的表现就是皮肤红斑并有舌头烂。从中医看，凡是舌头出现问题，第一反映的是心的问题，或是心火，或是心血瘀阻，或是心的其他毛病。

所以，我给这个老太太用了中医名方导赤散。赤是五色之一，对应的是心，对应的是火，导赤散顾名思义就是导心火下行。总共四味药，生地、木通、生甘草梢、竹叶，"导赤生地与木通，草梢竹叶四般通"。用了导赤散以后，舌头、口腔就不再起溃疡

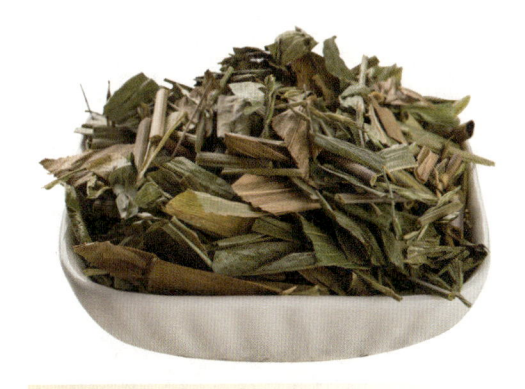

淡竹叶

了，而且皮肤红斑也慢慢稳定住，很少再有新发的了。

以后我们谈到病机的时候，还会说到《黄帝内经》的一句话，叫"诸痛痒疮皆属于心"，一些皮肤上的问题也可以与心有关系。

关于心开窍于舌，我个人理解还有另外一层含义，刚才只是说从舌的外观看心的功能怎么样。《灵枢·忧恚无言》说："舌者，声音之机也。"因为心主神明，你的舌、口说的什么，一般来说代表你的精神和心理状态。所以心开窍于舌还有一层含义，就是代表人的心声。

这是符合临床实际的，中医为什么要望闻问切？我们要听其言，看病人喜欢说什么。一般来说言为心声，当然也有个别人心口不一。

11 灵活多变的作战方法

虚则补母，实则泻子

上面讲了五行学说可以用于中医学诊断，五华、五窍与五脏密切相关，所以有诊断学的意义。举了两个例子，一个是心其华在面，一个是心开窍于舌。

现在谈治疗学。从治疗上讲，五行学说意义更大，所以中医学才处处离不开阴阳五行。

以前谈过生克，木生火，火生土，土生金，金生水，水生木，这就存在着母子关系。我生的是我的子，生我的是我的母，这叫母子关系。从治疗学上讲，《难经》第六十九难说"虚则补其母，实则泻其子"，就是母子关系在治疗学上的意义。

假如一个脏腑虚，只是补它效果不会太理想。还要补它的母亲，叫"虚则补其母"。

举个例子，假如肾阴不足，不能滋养肝木，这叫水不生木，或者叫水不涵木。这种情况下肝阴虚、肝血亏，只补肝阴、肝血，效果不会理想。因为肾为肝母，肾水生肝木，所以要补肾水来生肝木，这也是肝肾同源、精血同源的意思。但是从相生母子关系来讲，是"虚则补其母"。

再比如说土生金，脾土生肺金。脾土是母，肺金是子。假如土不生金，会出现两方面的表现，食欲不振，食少，腹胀，便溏，这是脾虚的表现；还有可能主要表现出肺气虚，久咳不止，经常咳嗽，气短而喘，吐痰清稀，面部虚浮，下肢微肿，声低懒言，神疲乏力，面白无华，舌淡苔白，脉弱。

临床病人，特别是一些老年人，常年肺不好，气管不好，慢阻肺、肺气肿、肺心病。肺虚证仅仅补肺效果不会太理想，应该怎么办呢？要培土生金。一定要健脾补脾，这样的话补肺的效果才会更加理想，这就是"虚则补其母"。

中医有个成药叫参苓白术丸或参苓白术散，就是培土生金的代表方。

明代有个名医叫李中梓，在他的书《证治汇补·痰证》里头有一句话"脾为生痰之源，肺为贮痰之器"。咳嗽吐痰表面看是呼吸系统的问题，但其实它和脾有关系，"脾为生痰之源"。脾是肺之母，假如脾气虚，肺功能不好，自然而然就会生痰；而且脾的运化功能一差，津液不能布散到全身，就会聚而成痰。

这是举的几个"虚则补其母"的例子。

"实则泻其子"，对实证光治疗它本身不行，还要泻它的孩子。

举个例子，比如说肝火旺，肝对应的是木，木生火。所以说对于肝火旺的病人，如果只是清肝火，效果也不会太理想。"实则泻其子"，还要泻心火。只有肝火、心火一起泻，效果才会更加迅速、更加长远。

拿针灸来说，凡是实证可以泻它所属的子经或者子穴。子经就是它儿子那个经，比如肝实证，它的子经是心经，五腧穴井、荥、输、经、合，可以取心经的荥穴、少府，因为荥穴是火穴。少府本身是心经的穴位，取了这个穴位以后，肝火旺就会很快降下来。也可以取肝经本身的荥穴行间。肝经的火穴就是它的子穴。

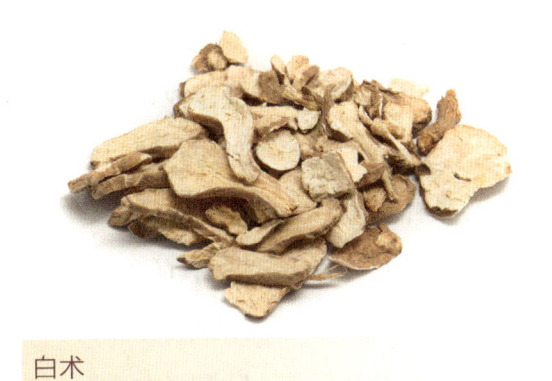

白术

又比如说肝阴亏的病人，仅仅补肝阴、肝血，效果不理想怎么办？"虚则补其母"，因为水生木，所以要滋水涵木，一定要养肾阴。肾阴和肝阴一起补还可以用来治疗肝阳上亢。

刚才谈到根据相生理论来治病，再说说相克的理论。

水克火，水对应的是肾，火代表的是心，水克火就是肾阴要克心火，要保持这么一个动态的平衡。如果保持一个好的平衡，叫水火既济，也叫心肾相交。

假如肾阴不足，没有那么强的力量去克制这个心火，就会导致心火上炎、心火过旺、心肾不交。这种心肾不交是肾水亏于下，心火旺于上。病人心火旺，可以表现为烦躁不安，坐卧不宁，睡不好觉；肾阴亏就会表现出头晕耳鸣，腰酸腿软，口干便干。这个时候单纯清心火，用莲子心、栀子、黄连，就会伤到肾阴，因为只顾及了心火的问题。假如只是盯在肾阴上，用枸杞子、黄精、熟地、玉竹等来养肾阴，又反而会导致心火越来越旺。

正确的治疗方法应该是"泻南补北"。"泻南补北"是中医经常说的一个名词。五方东南西北中，分别代表的是什么？南代表的是火，也代表心，北代表的是肾和水。所以用"泻南补北"法指的是泻心火补肾阴。

张仲景的《伤寒论》中有个名方叫黄连阿胶汤，就是用来治疗肾阴亏心火旺的。原文是这么说的，"少阴病，得之二三日以上，心中烦，不得卧，黄连阿胶汤主之"。

少阴病指的是足少阴肾，"得之二三日以上"，不见得非要是两三天，就是说少阴病时间长了，主要表现是心烦失眠，说明不仅仅是肾阴虚的问题了。水不能制约心火，导致了心火旺、肾阴亏，所以用黄连阿胶汤。

中医要背方歌，把方子组成编成歌来背，方便记忆。我们看黄连阿胶汤的方歌：黄连阿胶鸡子黄，黄芩白芍共成方，水亏火炽烦不卧，滋阴降火自然康。

这个方子里用黄连、黄芩是清心火的，阿胶、鸡子黄、白芍是养阴的。黄连、黄芩是用来泻南，阿胶、芍药、鸡子黄用来补北。所以整个方子可以育阴清热、滋阴降火。黄连阿胶汤是治疗失眠的名方，但是不见得一定是失眠，凡是这种心火旺于上、肾阴亏于下的心肾不交证，都可以用这个方子治疗。

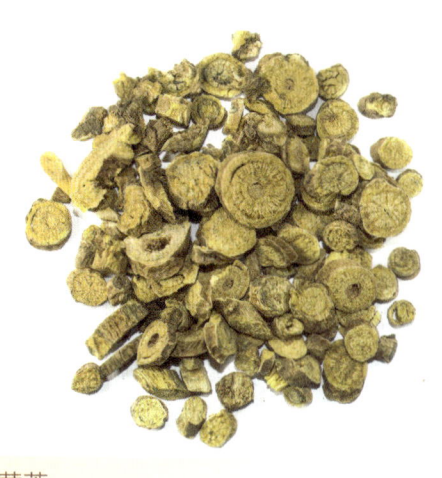

黄芩

再举个例子,来看应用五行学说治疗疾病无处不在。

上面曾经讲过生克乘侮理论,正常的顺序是金克木,但假如一个人木火太旺,肝火太旺,反过来去欺负金,叫"侮",中医俗称叫"木火刑金",也叫肝火犯肺。或者金本来就弱,肺气、肺阴虚,肺脏功能低下,这个时候本来肝胆之气不是太旺,但是它可以反过来去欺负金。所以"侮"的情况有两种可能,第一种是本身肝胆太旺,可以反克金;第二种是肝木没有太旺,但是金气太弱,肺气功能太弱,木也可以反克金。

这种"木火刑金"的临床表现很常见,有些患者咳嗽、吐痰、喘很严重。张仲景有一句话叫"咳逆倚息不得卧",意思是因为咳喘睡觉躺不下,得倚着睡。曾有个病人,我给他开方的时候,一看以前其他大夫开的方,都是桔梗、前胡、白前、川贝、杏仁这种止咳化痰的,还有一些清肺热的芦根、连翘、鱼腥草。为什么效果不理想?我一号脉,肝脉旺,肝脉非常强。再一细问,爱着急爱发火。这种情况下,辨证就属于典型的木火刑金、肝火犯肺。

这种情况下只治疗肺,效果肯定不行。要清肝火,一清肝火,自然而然咳嗽、吐痰、喘都会减轻。

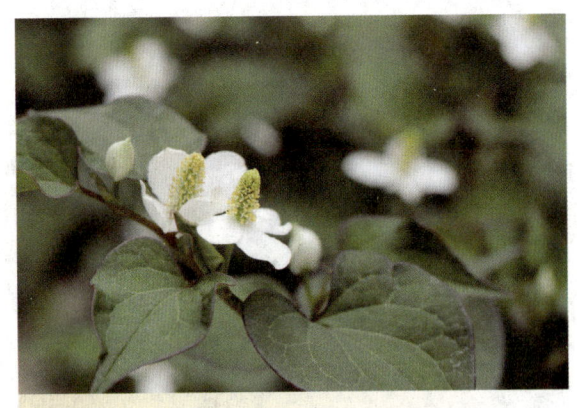

鱼腥草

藏象篇

重要的功能活动系统

12 脏腑之中谁是老大？

君主之官，神明出焉

现在开始讲一个新的篇章——藏象篇。藏，藏（zàng）的意思是藏（cáng），意思是人的五脏六腑藏于身体里，即"藏者，藏于内"；象，即"象者，象于外"，脏腑藏在体内，但是健不健康，有没有什么问题，有时能从人的外观，五官、九窍、面色、舌象等方面反映出来，这就是藏象。

先讲"心"。

心脏在胸腔里、两肺之间，本身像个泵，不停地收缩、舒张。当心脏收缩时，血液通过动脉泵出去，这时的血压叫收缩压，也叫高压。当心脏舒张时，血液通过静脉回流到心脏，这时的血压叫舒张压，也叫低压。在河北承德一带，问当地人血压高不高，他会说"大压不高小压高"，他称高压、低压为大压、小压。心脏是人体最重要的器官，因为心射出的血液要去濡养全身各处，一刻都不能停歇。

重要的功能活动系统　**藏象篇**

十几年前，电视上有一场辩论。一个"中医黑"和一个老中医坐在主持人的两边。"中医黑"说："心脏是什么？不就是血液泵？哪来的什么心阳虚、心火旺？还有中医经常说的'心主神明'，心脏和神明有什么关系呢？心脏是心血管系统的核心，神明是人的精神心理活动，应该是脑子的问题！中医怎么能说'心主神明'呢？可见中医是伪科学。"那位老中医口才一般，坐那里干着急，反驳得不是很好。

后来别人给我讲这个事情，"张老师，如果你在场，你会怎么反驳？"我回答说，我会先不说这个话题，先说中国的成语中有多少个带心字的。心有灵犀、心领神会、心地善良、心怀鬼胎、心心相印……这么多成语中的心，一定是指跳动的心脏吗？这些成语里的心，几乎都不是指跳动的心脏，都是中医学里说的那个心，是"心主神明"的心。假如要把中医学理论中的心都改成脑，那中国的成语都要改。改成脑，大家感觉会怎么样？

讲这段故事的意思是提醒大家，中医说的五脏六腑（特别是五脏），和人体中的那些实实在在的脏器，不是同一个概念，不能画等号。在中国有两套医学，一套中医学、一套现代医学（西医学）。当说到心肝脾肺肾的时候，要想想说的是中医的心，还是西医的心，要分清楚。中医学叫心肝脾肺肾、大肠小肠膀胱胆，这样已叫了上千年。西医学传到中国才几百年。

假如不明白这个道理，就会经常犯迷糊，所以先把这个讲清楚，接下来讲的肝、肺、脾、肾，都存在这个问题。我们讲的是中医的理论，中医的藏象。中医的理论是重功能不重形态，看不见摸不着的。但要记住，中医理论指导临床，指导一切中医实践。用这套理论去指导，就管用，就有效。所以，学《黄帝内经》的时候，要踏踏实实学习中医的理论。

下面举几个带心字的医学名词，如果能分清楚哪个是西医的，哪个是中医的，就说明你搞清楚了。心火旺、心肌梗死、心阴不足、心血瘀阻、心律不齐，哪几个是中医的？哪几个是西医的？应该比较好区分，心火旺、心阴不足、心血瘀阻是中医学的名词。心肌梗死、心律不齐是西医学的名词。

《黄帝内经》把五脏按古代封建社会的官职大小进行了类比，《素问·灵兰秘典论篇》说，"黄帝问曰：愿闻十二脏之相使，贵贱何如？岐伯对曰：悉乎哉问也。请遂言之！心者，君主之官也，神明出焉"。

黄帝问："十二脏互相之间，谁重要、谁次要一些？""贵贱"就是谁重要、谁次要。岐伯回答说，"你问得真详细啊，请让我来说一说。心，就是君主之官"，心就是古代的皇帝，"神明出焉"，我们的精神意识、聪明智慧都由心所主，叫神明出焉。

心是君主之官，主要指两方面——心主血脉和心主神明。

我们结合《黄帝内经》其他篇章来理解。《素问·六节藏象论篇》中说，"帝曰：藏象何如？岐伯曰：心者，生之本，神之变也，其华在面，其充在血脉，为阳中之太阳，通于夏气"。这句话可概括为"心主血脉""心主神明"，心是生命的根本。其华在面，对应的节气是夏天。"阳中之太阳"，之前阴阳学说篇我们讲过，阳里又分阴阳，无限可分，阳里的最阳，叫"阳中之太阳"。

《素问·五藏生成篇》说，"诸血者，皆属于心"，可见心主血脉。由于心主血脉，所以说心统领周身的气血运行。身体每个部位，四肢百骸、五脏六腑都离不开气血的濡养，气血是全身各大小器官、四肢百骸的物质基础，所以说心是君主之官。心主神明也是非常重要的，这在后面的章节还会专门讨论。

《素问·灵兰秘典论篇》中又写道，"故主明则下安，以此养生则寿，殁世不殆，以为天下则大昌。主不明则十二官危，使道闭塞而不通，形乃大伤，以此养生则殃"。

心是君主之官，所以说"主明则下安"，如果心的功能正常，则"下安"，"下"指其他11个脏腑。脏腑总共12个，肝、心、脾、肺、肾五脏，胆、胃、大肠、小肠、三焦、膀胱六腑。可怎么说是"十二官"呢？因为还有个膻中，加在一起叫"十二官"。《灵枢·胀论》说，"膻中者，心主之宫城也"，可见膻中在这儿是指心包，又叫心包络。如果心的功能正常，则十二官的功能都会好。"以此养生则寿"，心的功能正常，人也容易达到长寿的境界。"殁世不殆"，一生都不会出现懈怠。"以为天下则大昌"，这是比喻，意思是如果以此原则来治理天下，天下也会非常昌盛。"主不明则十二官危"，君主不明，意思是心主血脉的功能出现问题，所有的脏腑，十二官都会出现问题。"使道闭塞而不通"，"使道"可以理解成气血运行之道，因为心主血脉的功能差了，所以血脉闭塞，气血流通不畅。"形乃大伤"，不仅五脏六腑出问题，四肢百骸全身都会受到伤害。"以此养生则殃"，如果心主血脉的功能出现问题，养生效果也会差。

"心主血"和现代医学说的心脏的功能基本吻合，心脏最常出现的大问题是心脑血管问题，特别是心血管，猝死往往是因为心脏问题。我们说中医的心和西医的心不一样，但当说"心主血脉"的时候，和西医说的心脏泵的功能几乎可以画等号；说"心主神明"的时候，和现代医学的心应该相距较远。最近偶有报道，说国外科学家研究发现，人类的心脏也许有某种思考和记忆功能，所以有些接受心脏移植的患者，性格会大变，会继承心脏捐赠者的性格。这个只是作为"心主神明"的解释之一。总的来讲，当说"心主神明"的时候，和身体内实体的心脏关系不太大，主要是指脑的功能。

中医认为"心主神明""心主血脉"，还认为"心开窍于舌""心其华在面"，《素问·宣明五气篇》还提到了五液，汗为心之液，"阳加于阴谓之汗"，所以出汗多会伤心阳。张仲景的桂枝甘草汤针对的就是心阳虚证，表现为心慌、心里发空，老想用手按着前胸，等等。《素问·宣明五气篇》还提到了五恶，五脏所恶，心恶热。

所有这些关于心的中医理论构成了心系统理论，中医的心是一个系统，而不仅仅是心脏和血管，现代医学叫心血管系统，中医不是这样。我之前举了例子，"心其华在面"，脸上的毛病可以找心经、心俞。"心开窍于舌"，舌头溃疡、干、热、疼，都可以清心火。这就是心系统，具有现实意义。

13 脏腑各有自己的地盘之一

有诸内，必形诸外

《素问·灵兰秘典论篇》说，"心者，君主之官也，神明出焉。肺者，相傅之官，治节出焉"。"相傅"是古代的一个官职名称，就是宰相，仅次于皇帝，岐伯把肺强调到如此重要的地步。"治节出焉"，一会儿解释什么叫"治节"。

之前讲了中医说的心是个系统，叫心系统。肺也有肺的系统，结合《黄帝内经》其他篇章来看肺系统。《素问·六节藏象论篇》说，"帝曰：藏象何如？岐伯曰：肺者，气之本，魄之处也，其华在毛，其充在皮，为阳中之太阴，通于秋气"。肺主气，主藏魄，其华在毛，其充在皮，肺主皮毛。心与肺同样在人体的上焦，心是阳中之太阳，肺是阳中之太阴。《素问·阴阳应象大论篇》还有"肺在志为忧"，肺主忧，肺开窍于鼻，这就构成了肺系统。

肺的第一大功能是"主气"。"肺主气，司呼吸"，人的呼吸归肺管，这和现代医学的肺的功能一致。《素问·五藏生成篇》说

"诸气者皆属于肺",《素问·阴阳应象大论篇》也说"天气通于肺",肺主一身之气,这个很好理解。

肺的第二大功能是"主宣发肃降"。"宣发",主要指两方面,一是通过肺的气化功能把体内浊气排出来,二是将人体经过脾转输后的津液和水谷精微布散到全身。《灵枢·决气》说得很详细,"上焦开发,宣五谷味,熏肤,充身,泽毛,若雾露之溉,是谓气"。上焦指肺,肺把人吃的喝的水谷精华,宣发到全身,包括皮肤、皮毛等。"若雾露之溉,是谓气",像自然界降下的雾和露水一样,灌溉大地万物。

什么叫"肃降"?首先是指吸入自然界的清气;其次是指清气吸入以后,和脾转输到肺的津液、水谷精微要向身体的下部布散;最后是肃清肺和呼吸道内的异物,保持呼吸道洁净。所以肺气以降为顺。《素问·藏气法时论篇》说"肺苦气上逆",肺的肃降功能如果受到损伤,气机上逆就会咳嗽。正常肺气应该是肃降,往下走。《素问·至真要大论篇》病机十九条也说,"诸气膹郁,皆属于肺",气宣发肃降失常、郁结,就是肺出了问题。

肺的第三大功能是"主通调水道"。通是疏通,调是调节。人体的水液代谢和肺也有密切关系,包括汗液的排出、尿液的生成和排泄,肺都参与。所以中医有句话叫"肺为水之上源",又说"肺主行水"。如果肺通调水道功能减退,就会发生水液停聚,生痰生饮,甚至全身水肿。其实,肺通调水道的功能与肺主气的功能是密切相关的,气不仅可以推动血液的运行,全身液体正常的新陈代谢都离不开气的推动。《素问·经脉别论篇》说,"饮入于胃,游溢精气,上输于脾。脾气散精,上归于肺,通调水道,下输膀胱"。喝的东西到胃以后，精华部分"游溢精气，上输于脾"到了脾。"脾气散精"，把精华部分上归于肺。肺"通调水道，下输膀胱"，水液中不好的部分到了膀胱，好的部分到了全身。

"肺为水之上源""肺主通调水道"，在临床有实际意义。假如水液代谢不利，出现了一些症状，不能把眼光只盯在水液、湿气上，还要想到肺。如小便不利、不畅，一定要想到肺。清代李用粹，写了一本书叫《证治汇补》，其中在"癃闭"（小便不通）这一节里说，"一身之气关于肺，肺清则气行，肺浊则气壅，故小便不通"。一般人小便不通都会想到利尿、利湿，想不到肺，但是中医讲"肺为水之上源"，肺气的功能正常，小便就正常。这儿的"肺浊"就是指肺气功能不正常，或者肺热，或者肺寒。肺气宣发肃降的功能不正常，就会影响到水液代谢，导致小便不通、腿肿、腹水、全身浮肿。

中医在治疗小便不通的时候考虑到肺气，要宣发肺气，这个治法叫"提壶揭盖法"，非常形象。比如紫砂壶上边一定有个眼，假如没有眼，倒水就倒不出来或者非常费劲，有眼倒水就非常流畅。我的导师刘渡舟曾说，"水肿，小便不利，既要渗利，又应'提壶揭盖'开其肺气，使上窍通而下窍利，则水邪方能尽去"，既要利湿、利尿，还要用"提壶揭盖法"来调节肺气。比如用杏仁、桔梗等药，这样上窍通，下窍就利，在这儿上窍是指的肺。著名温病学经典《温病条

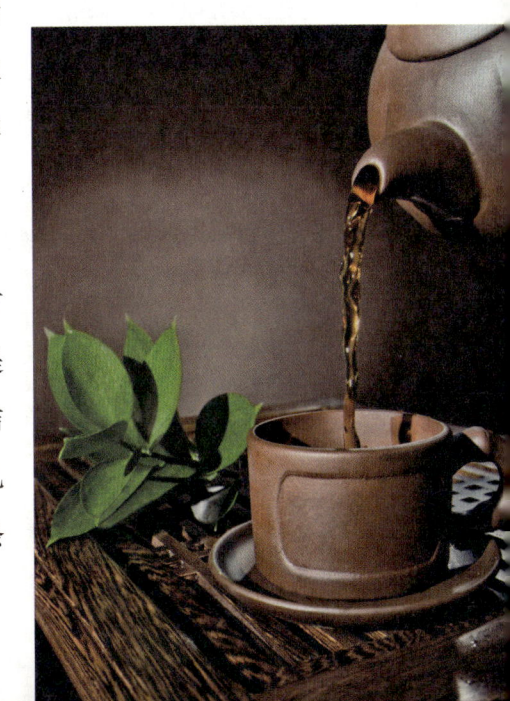

辨》也有一句话，说治疗湿气时"气化则湿亦化"，除了化湿、利湿、燥湿，还要想到气，因为气参与水液代谢。

肺的第四大功能是"肺朝百脉，主治节"。《素问·经脉别论篇》："食气入胃，浊气归心，淫精于脉。脉气流经，经气归于肺，肺朝百脉，输精于皮毛。"

"食气入胃"，吃的、喝的到了胃里。"浊气归心"，这个"浊"不是浑浊的意思，是指浓稠、精华部分到心。"淫精于脉"，"淫"是充足的意思，脉里要有血，"精血同源"，"精"实际是血的意思，脉里的血要很充盈。"脉气流经"，脉气通过经脉到了哪里呢？"归于肺"。"肺朝百脉，输精于皮毛"，"朝"，有人解释为通潮水的"潮"。《素问·五藏生成篇》说，"诸气者皆属于肺，此四肢八溪之朝夕也"。人体所需的精微物质通过经络输布到全身各个部位，同时为体表提供防御物质，全身气血津液通过经络汇聚于肺，肺通过呼吸运动推动经络内气血的流动和运行，所以叫"肺朝百脉"。"气为血之帅，血为气之母"，尽管心是最重要的，心主血脉，是君主之官，但离开气是不行的，气来推动血。所以全身气血的流通，特别是血脉的流通，离不开肺的功能。

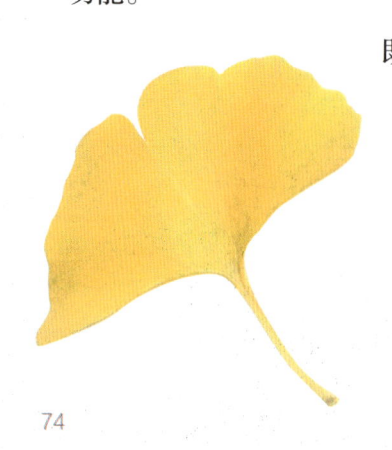

既然说肺系统，就提一下肺系统相关的部分，五志、五窍、五体等，都有实际的应用价值。如肺主皮毛，我见过一个名老中医治疗皮肤病，皮肤瘙痒、皮肤过敏，一般大夫都会想到用祛风止痒的东西，比如荆芥、防

风、蝉蜕，还有直接有止痒作用的白蒺藜、白鲜皮、银杏叶等。但是这位老先生只要涉及皮肤病，一定会用桔梗。以前我们在讲甘味养生法的时候，讲过一个桔梗汤，就是桔梗配生甘草，治疗嗓子疼、咳嗽吐痰，为什么？桔梗是入肺经的！一般的中药同时都会入两三个经甚至四五个经，但是桔梗只入一个经，就是肺经。可病人不咳嗽，也不吐痰，也不喘，就是皮肤瘙痒，为什么要用桔梗？因为桔梗入肺经，而肺主皮毛。加了入肺经的药，对皮毛方面的疾患效果会更好。一个高明的针灸科大夫在治疗皮肤疾患的时候，有时候首先选择的就是肺经穴位，让肺的宣发肃降、朝百脉的功能都达到正常状态，这样皮肤疾患也会康复得快一些。脏腑各有自己的地盘，肺的地盘就是皮毛。

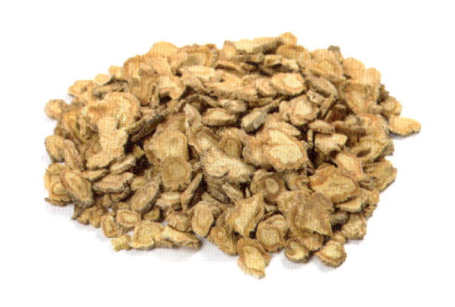

防风

14 脏腑各有自己的地盘之二

有诸内，必形诸外

前面章节中讲过，在提到脏腑的时候要分清是中医的脏腑还是西医的脏腑，西医的这个脏器有什么功能，中医说的脏腑又有什么功能，如果混为一谈，容易闹笑话，还容易耽误事。

讲肝，还是要中西对比来讲。

首先讲西医的肝。肝位于右上腹肋骨下，胆在肝的下面。肝脏是人体最大的消化腺，具有生物转化、解毒排毒、分泌蛋白质等多种重要功能，尤其是对来自体内外的许多非营养性物质（比如各种药物、毒物以及体内某些代谢产物）进行生物转化，通俗讲肝就是一个排毒器官。所以过量饮酒、过食有毒有害物就会损害肝功能。肾是排泄器官，肝脏是代谢器官，对毒素、不良的东西具有代谢、排泄作用，西医说的肝脏最主要的功能是这个。

中医说的肝，不是一码事。我在这儿列出几个名词，如果你能分清楚哪个是中医名词，哪个是西医名词，就说明你对中医、西医

重要的功能活动系统 藏象篇

在肝这个问题上很清楚。肝硬化、肝炎、脂肪肝、肝移植、肝火、肝郁、肝阳上亢。前4个是西医名词，后3个是中医名词。

有人不理解中医，往国外推广也很难，外国人学中医有时会很迷惑，另外，很死板、很较真的人，学中医也很难。比如说肝火，怎么翻译？liver fire，liver是肝，火就是fire。有人较真就会问，肝脏怎么会着火呢？给个打火机，能不能把它点着？这是翻译存在的问题，当年西医传到中国的时候，很多词翻译得和中医的名词一模一样，就造成了一些混乱。现在再将中医翻译过去同样也很难，一个"肝火"，就让很多人百思不得其解，因为翻译成了人体长的那个肝脏，上边儿怎么会有火呢。所以说学中医需要悟性，要理解中西医的不同系统，中西医名词不要画等号。

五脏是个系统，之前讲了心系统、肺系统，现在讲中医的肝系统。

《素问·灵兰秘典论篇》中，岐伯把十二脏的地位进行了排序，之前讲了"心者，君主之官也，神明出焉"，"肺者，相傅之官，治节出焉"，心是皇帝，是一国之君，主神明。肺是文官宰相，负责具体的国家治理，类比到人身上有很多的功能。提到肝说，"肝者，将军之官，谋虑出焉"。把肺比作宰相、丞相，文官；把肝比作武官，是将军之官，谋虑出焉，将军有勇无谋不行，要文武双全，既要会打仗还要有谋虑，所以叫"将军之官，谋虑出焉"，文武并列，说明肝对人体是多么重要。

肝系统主要涉及哪些，肝的主要功能又是什么呢？

首先，"肝主疏泄"。疏是疏通，泄是发泄、升发。肝的疏泄功能反映了"肝为刚脏，主升主动"的生理特点，它能调畅全身气机，推动血和津液运行。

肝主疏泄又表现为四个方面。

第一是调畅气机。《素问·六微旨大论篇》说人体"升降出入，无器不有"，全身每个地方都要有气机的升降出入正常运行，气机正常运行离不开肝脏的疏泄功能予以调节。肝的疏泄功能减退，气机就会不畅、郁结，最常出现的症状是胸胁、乳房或者少腹胀痛不适；肝疏泄升发太过也不好，气的升发过亢、下降不及，就会出现头目胀痛、面红目赤、易怒。

第二是对血的运行和津液的输布代谢起到推动和调节作用。肝气郁结后，血行就不通畅，会形成瘀血。女性表现为月经不正常，推迟、色黑、有血块、闭经痛经等。瘀血还可引起身体长肿块，如良恶性肿瘤等。津液输布代谢不正常，会产生痰、水肿。

第三是促进脾胃运化。肝的疏泄功能好，脾胃就正常。假如肝疏泄功能障碍，脾胃运化就会出现问题，表现为不消化、肚子胀、便秘等。《素问·宝命全形论篇》说，"土得木而达"。土是脾胃，脾胃的功能得到肝气的疏泄才能更加调达。

第四是调畅情志。《素问·举痛论篇》说，"百病生于气也"，指情志平和、开朗，要靠肝的疏泄功能。假如肝疏泄功能减退，就容易肝郁；疏泄太过就容易有肝火，容易急躁、发怒，继而容易引发各种各样的问题。

以上是肝的第一个重要功能——"肝主疏泄"。

肝的第二个功能是"肝主藏血"。《素问·五藏生成篇》说："故人卧血归于肝，肝受血而能视，足受血而能步，掌受血而能握，指受血而能摄。"人体每个部位都离不开血液的濡养，肝藏血，所以血亏，中医经常说是肝血亏虚。

五脏都有自己的地盘，肝对应的五志、五体、五液、五窍是什么？

肝在志为怒。《素问·阴阳应象大论篇》说，"怒伤肝"，《素问·藏气法时论篇》说，"肝病者，两胁下痛引少腹，令人善怒"。这是一个问题的两个方面，肝疏泄不好，就容易发怒；反过来，发怒还容易伤肝，爱发火、着急的人，中医往往认为是有肝火。

有人曾经问过我："为什么肝火旺的表现是爱着急发火，心火旺的表现也是爱着急发火？有什么区别呢？"区别应该有两方面：

第一，结合其他表现来看，肝是个系统，肝火旺不仅表现为爱着急发火，还会有其他问题。比如刚才讲木克土，肝主疏泄的功能受到影响，就可能影响到脾胃，吃饭不好，没有食欲，大便干。肝开窍于目，肝火旺会眼睛疼、流泪、眼屎多，还有两胁胀痛、乳房胀痛、月经不调等都是肝火旺的症状。心火旺也一样，心有心系统。心开窍于舌，舌头疼干、舌尖红是心火旺的表现。这是第一个区分点，在爱着急发火的前提下，看其他伴随症状。

第二，心火旺、肝火旺原因不一样，心火旺多半是有实实在在的事情让人着急。前面的章节举过这个例子，疫情期间，一位外地的家长来北京过年，结果因为疫情，不能回老家。北京的房子小，以前来都是住半个月，这下住了三个多月了，就着急，出现舌头干、疼、发涩，医生甚至怀疑是脑血管有问题。再比如有人过年回家买不上飞机票、火车票，这是一个实实在在的事情让他上火，这一般就是心火。而肝火是长期肝郁造成的上火，长时间精神压抑不舒畅，很难说清楚是某一个具体的事情困扰他或者让他烦恼。

肝开窍于目，在液为泪。《素问·金匮真言论篇》说肝"开窍于目"，《灵枢·脉度》也说，"肝气通于目，肝和则目能辨五色矣"，肝对应的五液是眼泪，《素问·宣明五气篇》说，"肝为泪"。肝出现问题，往往就会在眼睛上表现出来。比如肝阴不足（肝藏血，可以说肝阴不足，也可以说肝阴血亏虚），眼睛就容易干涩；肝火旺，也会迎风流泪；肝经湿热可以表现为眼屎增多。

肝在体合筋。《灵枢·九针论》说"肝主筋"，《素问·痿论篇》也说"肝主身之筋膜"。《素问·经脉别论篇》说得更详细，"食气入胃，散精于肝，淫气于筋"，吃东西以后，水谷精华到了肝，会去充养筋，叫"淫气于筋"。"淫"是褒义词不是贬义词，与"六淫"的"淫"不一样，"淫"在这里指用充足的营养物质去营养筋。肝的血液充盈才能养筋，筋得养，运动才会有力而且灵活。《素问·六节藏象论篇》说，"肝者罢（此处读pí）极之本"，"罢"通疲劳的疲，因为肝主管筋的活动，人体耐受疲劳的能力与肝的气血盛衰有关，是运动机能的根本。假如肝血不足，筋膜失养，就表现为运动不利。

肝其华在爪。《素问·五藏生成篇》说，"肝之合筋也，其荣爪也"。"爪"是指甲，肝血充足，指甲就坚韧光亮、红润光泽。肝血不足，指甲就会软薄、枯而色夭，容易变形、脆裂。在临床经常遇到病人问手指甲为什么多棱、易裂，这个问题首先要从肝上去考虑，想想自己是不是爱着急，是不是有肝血、肝阴亏虚的表现……调理应该养肝阴、清肝火，平时也要注意调节情绪，少发火、少着急。

15 脏腑各有自己的地盘之三

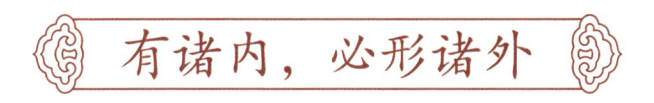

有诸内，必形诸外

前面讨论了心为君主之官，肺为相傅之官，肝为将军之官，这一节讲肾。

一位老朋友打电话说："麻烦你帮我补补肾吧，我肾虚。"我问："你怎么知道肾虚？"他回答："我做B超显示肾里有结石，不就是肾虚吗？"这就是把中医的肾虚和西医说的肾结石混为一谈。临床上还有一些患者，发现尿里有红细胞就要求补肾，认为尿里有红细胞就是肾虚。

所以要分清中医的肾和西医的肾有什么不一样。先讲西医的肾。肾位于腰部，左右各一，右肾位置比左肾低，因为右肾上面有肝脏。右肾约对着第二腰椎横突，左肾约对着第一腰椎横突。西医的肾有三大功能，第一是生成尿液、排泄废物。第二功能是维持体液和酸碱平衡，如果肾脏出问题，酸碱、体液平衡会被打乱，内环境就会紊乱。第三是肾脏有一定的内分泌功能，分泌肾素、前列腺素等。肾脏最常见的疾病是各种肾炎、肾病综合征、肾结石、肾囊肿、肾肿瘤等。肾病又分原发性和继发性，继发性肾病有糖尿病导致的糖尿病肾病、高血压导致的高血压肾病、痛风导致的痛风肾病等。

接下来谈中医的肾。从部位来讲，中医也认为肾在腰部，《素问·脉要精微论篇》说："腰者，肾之府。"《素问·灵兰秘典论篇》中说"肾者，作强之官，伎巧出焉"，肾主骨，肾功能正常，骨就坚硬，所以称为"作强之官"。肾主骨髓，脑为髓海，脑髓充足丰满，思维精神智力就非常灵敏，所以称为"伎巧出焉"。

综合《黄帝内经》关于肾的论述，肾主要有以下几个功能：

肾的第一大功能，肾主藏精，主生长发育与生殖。《素问·六节藏象论篇》说："肾者，主蛰，封藏之本，精之处也。"现代医学认为精液由睾丸生成，但是中医认为精液由肾生成，精子生成有问题，中医一般归结为肾的问题。

肾所藏的精，中医称为先天之精。《灵枢·本神》说"生之来，谓之精"，《素问·金匮真言论篇》也说"夫精者，身之本也"，精是人体的根本。人体先天之精有限，需要后天之精不断补充。《素问·上古天真论篇》说，"肾者主水，受五脏六腑之精而藏之"，五脏六腑之精，特别是后天水谷消化吸收后的营养物质要不断去补充先天之精。肾精亏虚以后会有哪些表现，之前在养生篇和技巧篇讲过，在此不赘述。

肾的第二大功能，主水。《素问·逆调论篇》说，"肾者，水脏，主津液"。肾中精气的气化功能，对于体内津液的输布排泄起着极为重要的调节作用，叫气化功能，即肾的蒸腾和气化，人体的汗液、尿液等都离不开肾中精气的蒸腾气化。如果肾中精气蒸腾气化失常，就会引起小便代谢障碍。肾气虚、肾阳虚可以导致尿频，也能导致尿少、水肿。《素问·灵兰秘典论篇》说，"膀胱者，州都之官，津液藏焉，气化则能出矣"，"津液藏焉"是指的小便。"气化则能出矣"，气化就是肾的气化功能。肾气亏虚，气化功能就不足，可能尿出不来，水液积聚在体内造成水肿。肾虚水肿往往在人体下部。

《素问·水热穴论篇》说，"肾者，胃之关也，关门不利，故聚水而从其类也。上下溢于皮肤，故为胕肿。胕肿者，聚水而生病也"。"肾者，胃之关也"，历代医家有很多解释，我认为这是把简单的问题复杂化了，结合上下文其实很容易理解。"胃之关"，胃接纳了水谷，消化吸收以后，通过肾的气化功能生成尿液，然后通过尿道排出，糟粕通过大肠从肛门排出。为什么说肾是胃之关？因为尿液虽然是通过膀胱和尿道排出的，但是它是肾气化作用的结果。"关门不利"，关门是指肾的气化功能，肾的气化功能不足，小便就排不出来。"故聚水而从其类也"，尿液与人体其他的液体都是一类的，不通过小便排出来，就会上下溢于皮肤而发为水肿。尿也是水，所以叫"聚水而生病"。

张景岳在《类经》中解释这条条文时说，"关者，门户要会之处，所以司启闭出入也，肾主下焦，开窍于二阴，水谷入胃，清者由前阴而出，浊者由后阴而出，肾气化则二阴通；肾气不化，则二阴闭；肾气壮，则二阴调；肾气虚则二阴不禁，故曰肾者胃之关也"。不仅是小便，大便和肾的气化功能也有关系，肾气虚、肾阳虚，二阴都可以不禁。有个方子四神丸，专门治疗肾阳虚衰，后门关门不利，经常腹泻，天不亮就开始拉肚子，补肾阳后腹泻往往会明显好转。肾气虚最常见的表现是癃闭，尿不出来或者尿很少，尿不出来就会水肿。临床上治疗浮肿，补肾气、补肾阳是常见的治疗方法。

肾的第三大功能，主纳气。《难经·四难》中说，"呼出心与肺，吸入肾与肝"，肺主气、司呼吸，但是肺司呼吸的功能也要依赖于肾纳气的作用。如果肾气功能虚弱，病人会出现动辄气喘、呼多吸少，中医称为肾不纳气。所以治疗严重的呼吸系统疾病，特别是虚证，有喘、乏力等气虚表现，不仅要补肺气，还要补肾。

脏腑各有各的地盘，我们谈谈肾系统。

肾在志为恐。《素问·五运行大论篇》中说，"北方生寒，寒生水，水生咸，咸生肾……在志为恐，恐伤肾"。肾对应的志是惊恐，反过来惊恐也会伤肾，有人受过惊吓以后会大小便失禁。这是肾的气化功能受到伤害，关门不利，引起尿失禁或者尿频。

肾在液为唾。《灵枢·九针论》说，"肾主唾"，唾液中较稠厚的部分叫唾，如果唾比较多，容易耗损肾中精气。唾和涎不是截然可分的，涎是唾液中较为清稀的部分，脾主涎。肾虚往往伴随着脾虚，脾

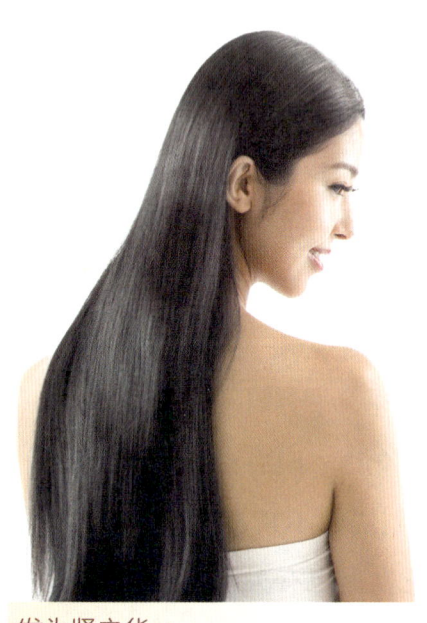

发为肾之华

虚时间长了也会导致肾虚。

肾在体为骨，生髓。《素问·阴阳应象大论篇》说"肾生骨髓"，《素问·六节藏象论篇》也说肾"其充在骨"。无论是小孩、成年人还是老年人，骨和髓的问题都和肾气、肾精不充足密切相关。之前讲女子以七为界、男子以八为界时反复强调过，肾气盛、肾气衰往往体现在骨和髓上。

肾其华在发。肾脏功能如何，从头发上经常可以反映出来，脱发、白发常是肾虚的表现。

肾开窍于耳。《灵枢·脉度》说，"肾气通于耳，肾和则耳能闻五音矣"。人年老时，耳鸣、听力下降，往往是肾虚的表现。大家还要区分"肾虚"和"肾衰"，西医说肾功能很差，需要进行透析的叫"肾衰"，与肾虚不是一回事。

16 气血津液离不开这对脏腑

水精四布，五经并行

前面讨论了心为君主之官、肺为相傅之官、肝为将军之官、肾为作强之官，这一节讲脾。

先思考两个问题。第一个问题，脾在身体哪个位置？脾位于腹腔左上方，与第9—11肋相对。第二个问题，如果将脾脏切除，消化吸收功能会不会受影响？以前做科普讲座的时候我常问这个问题，几乎所有的人都回答说会受影响。至于"为什么会受影响"，他们说"因为脾主运化，主消化吸收"。中医经过这么多年的科普，"脾主运化"已经深入人心，但我的问题是身体里实实在在的脾切除以后消化吸收会不会受影响，这些人都回答错了。身上长的脾主要功能是免疫、储存血液、过滤血液中的杂质等，所以脾切除术后，消化吸收不会受影响。"脾主运化"是中医名词，《素问·灵兰秘典论篇》中说"脾胃者，仓廪之官，五味出焉"，脾胃是个仓库，"五味"指酸苦甘辛咸，代指我们吃的各种食物，"五味出焉"是食物经过消化吸收后形成的水谷精华要从脾胃出，涉及脾的运化功能。

中医的脾主要有几大功能。

第一个功能，脾主运化，运就是转运输送，化就是消化吸收。"脾主运化"功能类似于物流公司，脾将经过消化吸收后形成的精微物质运到全身各处。《素问·经脉别论篇》说，"饮入于胃，游溢精气，上输于脾，脾气散精，上归于肺，通调水道，下输膀胱。水精四布，五经并行"。对《素问》这段话，大多数人都是线性理解：饮食物进入胃中，精华部分上输于脾，脾气再去散精。脾气散精首先上归到肺，肺再通调水道，浊液下输膀胱，精华部分"水精四布，五经并行"，运输到全身。我认为还可以有另外一种解释：古人写书时没有标点符号，也有一种可能是"饮入于胃，游溢精气，上输于脾"，从脾这儿开始，以脾为核心分几个方向。第一个方向是"脾气散精，上归于肺"，这里是句号。第二个方向是"通调水道，下输膀胱"，脾还有通调水道的作用。第三个方向是"水精四布，五经并行"，精华水液到全身各处。总之，脾在人体消化吸收及水谷精微布散到全身方面是至关重要的脏器，与西医说的脾脏完全不同。

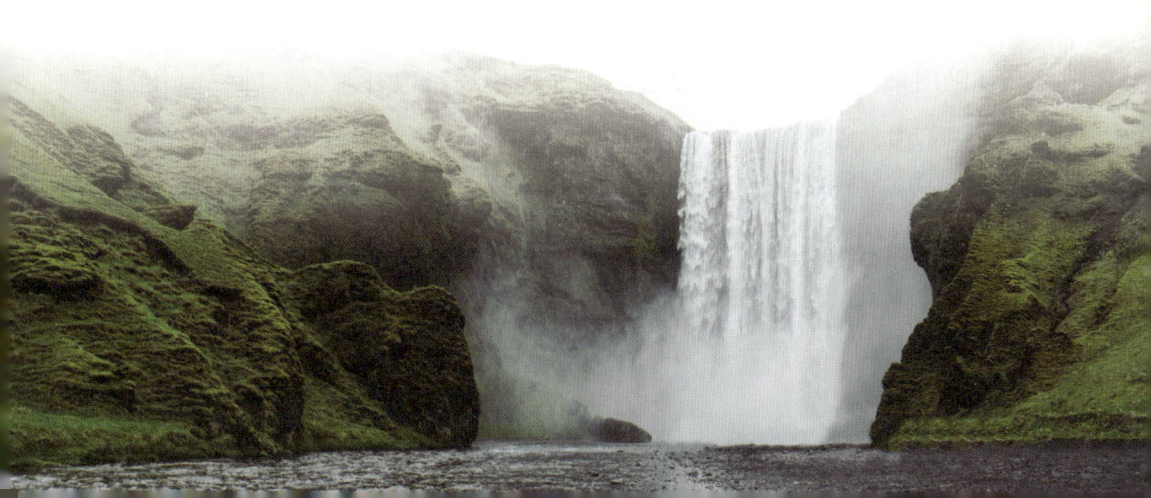

《素问·厥论篇》说，"脾主为胃行其津液者也"，也是指脾把胃消化以后的水谷精华运送到全身各处。"运化"不仅是运化水谷，还运化水液、水湿。脾的运化功能减退，会出现腹胀、食欲不振、乏力、消瘦等症状，脾的运化功能减退，还可以导致水液停滞产生病理产物，如痰、饮、湿等。故《素问·至真要大论篇》说，"诸湿肿满，皆属于脾"。

　　第二个功能，主升清。"升清"即水谷精微等营养物质消化吸收后上输到心肺、头目，心肺再化生气血营养全身，所以中医有句话叫"脾以升为健"。脾升胃降人体生理机能才正常，如果脾气不升，则水谷不能运化，气血生化无源，就可出现神疲乏力、头目眩晕、腹胀泄泻等症状。《素问·阴阳应象大论篇》说"清气在下，则生飧泄"，清气应该往上走，如果往下走，就会引起腹泻，这是脾不升清的具体例子。

　　第三个功能，脾统血。心主血，并将血供应至全身各处。脾统血，《难经·四十二难》中称为"裹血"，脾"主裹血，温五脏"，意思是血液在血管内流动需要脾气的约束，不让血液溢出脉外。如果脾气虚、脾阳虚，血就可能溢出脉管，引起各部位出血。我的一位师兄就曾用张仲景的方子理中汤（"中"就是脾胃）治愈了两例消化道大出血。为什么理中汤（人参、白术、干姜、甘草）可以用来治疗消化道大出血？因为理中汤可以补脾气，脾气健壮、脾阳不虚，则脾统血功能正常，出血就止住了。

　　谈谈脾系统。

　　脾在志为思。《素问·五运行大论篇》中说"中央生湿，湿生土，土生甘，甘生脾，脾生肉……在味为甘，在志为思"，思虑过多会影响脾气,"思则气结",结就是运行不畅,导致不思饮食、脘腹胀闷、头晕目眩等症状。

脾在液为涎。涎是唾沫中清稀的部分,进食时分泌较多,有助于吞咽和消化。脾胃不和,会引起不自觉流涎,就是流口水。脾胃弱的小孩,有时早晨起来发现口水都能把枕头浸湿。

脾主肌肉。《素问·太阴阳明论篇》说,"帝曰:脾病而四支不用,何也?岐伯曰:四支皆禀气于胃,而不得至经,必因于脾,乃得禀也。今脾病不能为胃行其津液,四支不得禀水谷气,气日以衰,脉道不利,筋骨肌肉皆无气以生,故不用焉"。"四支"通"四肢",脾病为什么会影响到四肢呢?"不用",就是不利索甚至萎缩。岐伯回答说四肢有赖于胃的水谷精华营养,而胃的水谷精华不能直接到四肢,必须通过脾才能到达,"必因于脾,乃得禀也"。脾病后"不能为胃行其津液",就是运化功能失常,四肢不得禀水谷之气。"气日以衰",经脉气血衰弱,"脉道不利",脉道流通不利。"故不用焉",所以四肢肌肉会受到影响。

脾开窍于口。《灵枢·脉度》说,"脾气通于口,脾和则口能知五谷矣",《灵枢·五阅五使》提到五官,"黄帝曰:愿闻五官。岐伯曰:鼻者,肺之官也;目者,肝之官也;口唇者,脾之官也;舌者,心之官也;耳者,肾之官也"。意思是脾开窍于口和唇,其华在唇。脾的功能好坏,可以通过口唇反映出来。《灵枢·五阅五使》说,"脾病者,唇黄",脾有问题,嘴唇颜色会发黄。《灵枢·卫气失常》,"黄帝问于伯高曰:何以知皮肉、气血、筋骨之病也?伯高曰:……唇色青黄赤白黑者,病在肌肉",口唇出现青、黄、红、白、黑等不正常颜色,是病在肌肉,而脾主肌肉，所以根本原因还是脾出了问题。

脾开窍于口，嘴里出现异常感觉，有时和脾有关系。比如口甜，感觉口中特别甜。《素问·奇病论篇》中说："帝曰：有病口甘者，病名为何？何以得之？"黄帝问口甘是什么病？怎么得的？"岐伯曰：此五气之溢也，名曰脾瘅。夫五味入口，藏于胃，脾为之行其精气，津液在脾，故令人口甘也。此肥美之所发也，此人必数食甘美而多肥也"，岐伯回答说，"此五气之溢也"，"五"，有人解释为东南西北中，也有人解释说五气就是五味之气，这个解释更合理，五味之气太过，称为"脾瘅"病。食物入口后"藏于胃"，脾来行其精气。"津液在脾，故令人口甘也。此肥美之所发也，此人必数食甘美而多肥也"，吃的好东西太多（甜的、肥腻的）容易出现口甘。口甘多是脾胃有湿热，还有口淡、口咸、口臭、口酸，口淡多是脾胃虚寒，口咸多是肾阴虚，口臭多是胃热，口酸多是肝胆之热乘脾。

17 异常的脏腑

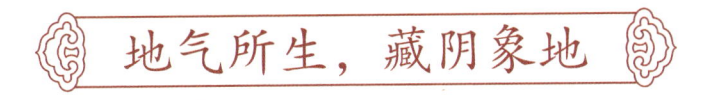

> 地气所生，藏阴象地

除五脏六腑外，还有一类脏腑。《素问·五藏别论篇》说："黄帝问曰：余闻方士或以脑髓为脏，或以肠胃为脏，或以为腑，敢谓更相反，皆自谓是，不知其道，愿闻其说。岐伯对曰：脑、髓、骨、脉、胆、女子胞（子宫），此六者，地气之所生也，皆藏于阴而象于地，故藏而不泻，名曰奇恒之腑。夫胃、大肠、小肠、三焦、膀胱，此五者，天气之所生也，其气象天，故泻而不藏，此受五脏浊气，名曰传化之腑，此不能久留，输泻者也。魄门亦为五脏使，水谷不得久藏。所谓五脏者，藏精气而不泻也，故满而不能实；六腑者，传化物而不藏，故实而不能满也。"

这一段内容出自《五藏别论篇》，有学者认为《黄帝内经》篇名中所有称为"别论"的都另有含义。《黄帝内经》收录的大都是当时被广泛重视的学说，而观点独特、别树一帜的内容则专列成篇，称为"别篇"或"别论"。《五藏别论篇》这一段是《黄帝内经》的名段，是学习脏腑学说必须学习的一段。

"黄帝问曰：余闻方士或以脑髓为脏，或以肠胃为脏，或以为腑"，黄帝问岐伯，"我听说方士中有人认为脑髓属于脏，有人认为肠胃属于脏，还有人认为都属于腑"。有人认为的"方士"就是中医大夫，我认为喜欢研究养生、研究医学的人，都可以称为方士。"敢谓更相反"，回答不一甚至相反。"皆自谓是"，都认为自己说得对。"不知其道，愿闻其说"，不知道是怎么回事，想听你怎么说。岐伯回答说，"脑、髓、骨、脉、胆、女子胞，此六者，地气之所生也，皆藏于阴而象于地"，这六者都藏阴精，所以是"地气之所生"。"故藏而不泻，名曰奇恒之腑"，为什么叫"奇恒之腑"？岐伯接下来开始解释。

"五脏者，藏精气而不泻也"，五脏藏精气不泻，奇恒之腑也是藏精气而不泻。六腑"泻而不藏"，形态均中空，奇恒之腑的形态也是中空。总的看来，奇恒之腑藏而不泻的特点像五脏，中空的特点像六腑，所以称为奇恒之腑。"奇"是异常，"恒"是正常，"奇恒"就是与正常不一样。

奇恒之腑包括脑、髓、骨、脉、胆、女子胞，它的功能特点是"藏于阴而象于地，故藏而不泻"。比如脑藏脑髓、骨藏骨髓、脉藏血液、胆藏胆汁，女子胞藏精血，可孕育胎儿。其中胆更加特殊，胆形态中空，本来也是六腑之一，但胆与其他五腑又有差别，其他五腑主要是排泄糟粕，而胆储藏胆汁，胆汁也属于人体精气，这一特点与五脏藏精气相似，所以胆既是六腑，又是奇恒之腑。

"夫胃、大肠、小肠、三焦、膀胱，此五者，天气之所生也"，这五者包藏诸物而属阳，但传化浊气而不留，所以叫"泻而不藏"。"此受五脏浊气",因为五脏浊气需要六腑来传化,所以六腑必须要通,泻而不藏,为"传化之腑"。"此不能久留,输泻者也",糟粕不能久久留驻于六腑之中,要转输排泄。

"魄门亦为五脏使,水谷不得久藏"。魄门即肛门,魄门不仅属于大肠,也为五脏所支配,这句话临床价值非常高。便秘、腹泻以及肛肠科其他一些疾病,与五脏都有关系,比如肝郁、肾虚、脾虚均可能导致便秘或者腹泻。

"所谓五脏者,藏精气而不泻也,故满而不能实;六腑者,传化物而不藏,故实而不能满也",五脏与六腑相比,五脏藏精气而不泻,"满而不能实"。五脏精气越满越好,但是永远达不到实,肾虚、脾虚、肝血亏虚、肺气亏虚等五脏虚很常见。精气虽然宝贵,只有

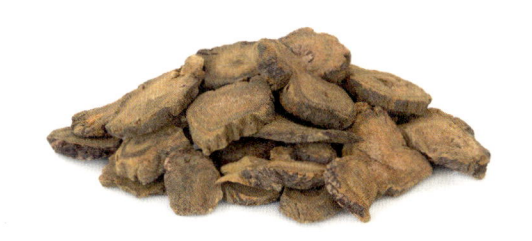

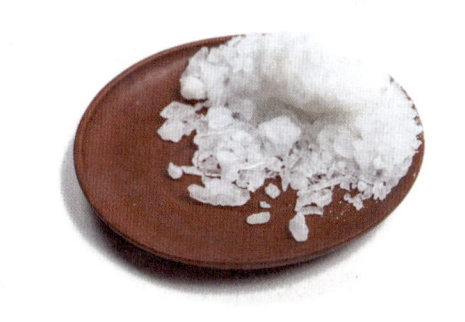

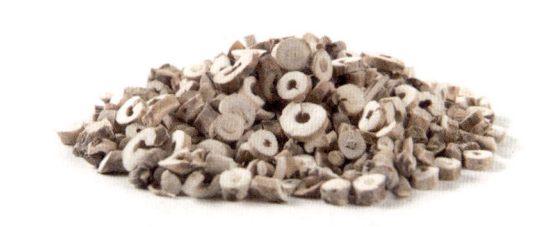

大黄

芒硝

牡丹皮

不足，无实可言。六腑"传化物而不藏，故实而不能满也"，六腑要传化糟粕，不能处于满的状态。温病大家叶天士《临证指南医案》谈道"脏宜藏，腑宜通，脏腑之体用各殊也"，五脏要注意收藏，六腑要保持畅通无阻的状态，所以后世说"六腑以通为用"。比如胃要常处于通的状态，不能太满，吃得太饱容易患慢性胃炎、胃食管反流；肠道太满，没有养成定期排便的习惯，不仅会便秘，还有可能长息肉、肿瘤；长期憋尿，尿中的毒素和膀胱壁接触的时间过长，会增加膀胱肿瘤发病的可能性。

"六腑以通为用"在临床有很大的指导意义，比如治疗胆结石、胆囊炎，要疏肝利胆、清热通下；治疗阑尾炎，医圣张仲景有个方子——大黄牡丹汤，用大黄、芒硝泻下，用通法治疗阑尾炎；胰腺炎的治疗也需要通，《黄帝内经》里没有"胰"字，从胰帮助人体消化的功能来讲，它应该包含在脾的运化功能内。但是胰形态中空，有类似六腑的一面，也要以通为用。

18 脏腑也配对，多出来的单着

藏而不泻，泻而不藏

五脏与六腑之间存在配对关系（也叫表里关系）。《灵枢·本输》说："肺合大肠，大肠者，传道之腑。心合小肠，小肠者，受盛之腑。肝合胆，胆者中精之腑。脾合胃，胃者五谷之腑。肾合膀胱，膀胱者津液之腑也。"肺与大肠、心与小肠、肝与胆、脾与胃、肾与膀胱相对。

五脏六腑配对，怎么多出来一个腑？《灵枢·本输》后文接着说，"三焦者，中渎之腑也，水道出焉，属膀胱，是孤之腑也，是六腑之所与合者"。三焦是体内水液通行的道路，是"中渎之腑"，"渎"就是水道，属膀胱。三焦没有对应的脏，所以是"孤之腑"。《难经》曾质疑说三焦有名无形，明代著名医家张景岳在《类经》中反驳说："《难经》谓其有名无形，诚一失也。是盖譬之探囊以计物，而忘其囊之为物耳。"《难经》说三焦有名无形，说得不对。"是盖譬之"，打个比方，"探囊以计物，而忘其囊之

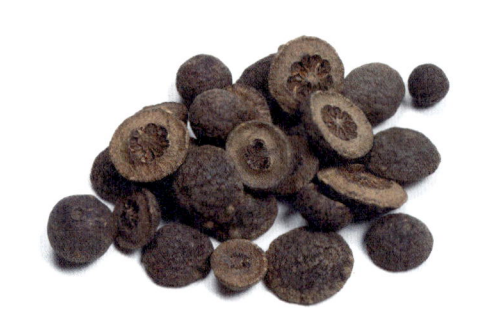

枳实

为物耳"，把手伸进一个袋子，将袋子内的东西拿出来计数，但是最后却忽视了装物品的袋子本身也是物品。五脏、五腑、奇恒之腑都包含于三焦之中，三焦就像人体的胸腹腔，装着体内所有脏腑，所以三焦也算一个大的器官。三焦分为上焦、中焦、下焦，中医后世还发展出了"三焦辨证"。

五脏和五腑之间的配对关系，在临床有着重要意义，我举两个例子。

第一个例子——肺与大肠相表里。

首先，肺病会影响到肠。《素问·咳论篇》说，"肺咳不已，则大肠受之"，总是咳嗽，大肠就有可能出问题。肺主宣发肃降，以降为顺，总是咳嗽，肺气不下降，逆行往上，大肠的传导就会受到影响，最常见的症状是便秘，便秘后反过来会进一步加重肺病，所以治疗大肠有助于肺病的缓解。有研究表明，68.7%的慢性阻塞性肺疾病急性发作期患者伴有便秘症状，如果用中医的通腑利肠法，加入大黄、芒硝、枳实等通腑药，在缓解便秘的同时，也能改善肺部症状。

即使肺病没有影响到肠，没有出现便秘、泄泻等肠道表现，在治疗肺病时也可以预先使用一些治肠道的药，这叫治未病，也是给邪气以出路。2020年发生新冠感染疫情，国家中医药管理局公布了中药三方，其中有个方叫化湿败毒颗粒。化湿败毒颗粒中用了著名的方剂——宣白承气汤。按照五行，五色应五脏，"白"代表肺。"承气"是指通腑。宣白承气汤中用了生大黄、生石膏、杏仁、瓜蒌皮，大黄主泻肠、生石膏清肺、杏仁和瓜蒌皮宣肺。中国中医科学院医疗队使用化湿败毒颗粒在武汉市金银潭医院对照治疗了75例新冠感染重症患者，结果表明服用化湿败毒颗粒的患者肺部炎症和临床症状的改善均非常明显，病毒转阴时间和住院时间平均缩短了三天；在方舱医院随机观察轻型、普通型患者894例，其中使用化湿败毒方452例，最后证明该方明确有效；动物实验发现化湿败毒方能将肺组织的病毒载量降低30%。新冠感染是肺病，治新冠感染的化湿败毒颗粒中却加入大黄，用通腑的方法来宣发肺气，这就是肺与大肠相表里理论的运用。

其次，肠病也会影响到肺。《黄帝内经太素·卷三》中说，"邪客大肠及手阳明脉，大肠中热，大便难，肺气喘争"。大肠经有火，引起便秘，时间长了导致"肺气喘争"，咳嗽、喘、有痰，这时就要肺肠同治。

第二个例子——心与小肠相表里。

《素问·灵兰秘典论篇》，"小肠者受盛之官，化物出焉"。小肠有受盛化物功能，主要指两个方面，一是接受胃初步消化的饮食物，二是经过胃初步消化的饮食物，在小肠内必须停留一段时间才能进一步消化和吸收，即小肠有进一步吸收的功能。小肠还能"泌别清浊"，泌就是分泌，别就是分别。这个功能可以细分为三个方面。第一，小肠消化后的饮食要分为水谷精微与食物残渣两部分。第二，小肠吸收水谷精微后，将残渣向大肠输送。第三，小肠在吸收水谷精微的同时，也吸收了大量的水液，称为"小肠主液"。如果小肠"泌别清浊"功能失常，水液不走小便排泄反而从大便出，会导致大便稀、小便短少。所以临床治疗腹泻，中医有"利小便，实大便"法，用利尿的方法来治疗腹泻。有老中医习惯用车前子炭治疗婴幼儿腹泻，车前子利尿，大便就恢复正常了。

心和小肠相表里，心火可以下移到小肠，表现为小便黄，甚至红，尿道热、疼，甚至尿血。小肠火也可以循经上炎于心，出现心火，表现为心烦、失眠、舌尖红、舌疼、口舌生疮。

心和小肠相表里第一个重要临床应用——治疗泌尿系感染。泌尿系感染，临床女性多见，因为女性尿道短而直，很容易感染细菌。第一次患泌尿系感染，要尽可能彻底治愈，如果没有彻底治愈，以后会反复发作，一旦喝水少、过于劳累、着急上火（中医讲是心火），就出现尿频、尿急、尿道发热、疼。中医治疗泌尿系感染最常用的一个方子叫"导赤散"，五色应五脏，赤对应心，中医上"心与小肠相表里"，关系密切。导赤散下导心火、小肠火，通过尿液将其导出去。导赤散中就四味药，木通、生地黄、生甘草梢、竹叶。木通（临床一般用通草）利尿，通过尿道把心火引导出去。生甘草比炙甘草清热作用强，竹叶也是用来清心火。如果心火很重，可以加莲子心、栀子、黄连。生地养阴，心火旺的人往往阴虚。

导赤散也可以治疗口腔溃疡，中医认为口腔溃疡多是心火旺，用导赤散清泻小肠火，给心火以出路。直接清心火肯定也有效，但是假如再加上引心火下行，通过小便把心火引出去，则疗效更好。有实验曾观察80例患者，实验组、对照组各40例。实验组用导赤散，对照组口服维生素B。实验结果显示实验组疗效明显高于对照组，P值小于0.05，有统计学意义。

19 人体的六种营养物质

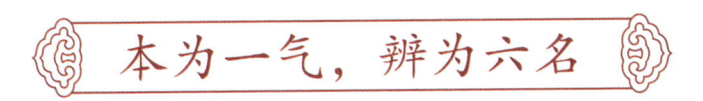

本为一气，辨为六名

这节谈一个非常抽象的名词，在《黄帝内经》出现率高达3000余次——"气"。

《灵枢·决气》："黄帝曰：余闻人有精、气、津、液、血、脉，余意以为一气耳，今乃辨为六名，余不知其所以然。岐伯曰：两神相搏，合而成形，常先身生，是谓精。何谓气？岐伯曰：上焦开发，宣五谷味，熏肤，充身，泽毛，若雾露之溉，是谓气。何谓津？岐伯曰：腠理发泄，汗出溱溱，是谓津。何谓液？岐伯曰：谷入气满，淖泽注于骨，骨属屈伸，泄泽，补益脑髓，皮肤润泽，是谓液。何谓血？岐伯曰：中焦受气取汁，变化而赤，是谓血。何谓脉？岐伯曰：壅遏营气，令无所避，是谓脉。"

《灵枢·决气》，篇名的"决"就是分的意思。清代张志聪在《灵枢集注·决气》中说"决，分也。决而和，故篇名决气，谓气之分判为六，而和合为一也"，气合在一起就是一个，如果分开来说可以分为六种，所以篇名叫决气。

"黄帝曰：余闻人有精、气、津、液、血、脉，余意以为一气耳，今乃辨为六名，余不知其所以然。"黄帝说，听说人有精、气、津、液、血、脉，但是我以为它应该是一个气，怎么分为六个名呢？我不知道为什么。

跟着岐伯的回答，我们来分析一下这六个名。

第一个——精。"岐伯曰：两神相搏，合而成形，常先身生，是谓精"。"两神"一般理解为男女两性，男女结合以后，两神相合才能有新生命诞生。"常先身生"，在生命诞生同时或者说生命诞生之前就有了精，先天之精伴随人的生命同时到来。《灵枢·本神》中还说过"两精相搏谓之神"，男女结合会产生神，有人把这两句话拿来比较并提出一个疑问："是先有形还是先有神？"实际上人是天地万物中最为宝贵的生命，人的形体和神密不可分，人一旦出生就是形神统一的生命体。

第二个——气。"岐伯曰：上焦开发，宣五谷味，熏肤，充身，泽毛，若雾露之溉，是谓气"。"上焦开发，宣五谷味"，上焦在这里主要指肺，"肺主气，司呼吸"，除呼吸之精气外，气也离不开后天水谷精微的补充。《灵枢·营卫生会》说，"人受气于谷，谷入于胃，以传与肺，五脏六腑皆以受气"，肺主气，司呼吸，是指呼吸的清气，人体还需要依赖水谷精微，叫"人受气于谷"。"谷入于胃，以传与肺，五脏六腑皆以受气"，饮食物进了胃以后，形成水谷精微之气传到肺，肺和大自然之间交换呼吸的清气和水谷之气结合，然后布散到全身。"受气"不是受欺负，是指所有脏腑都离不开气的营养供给。

"熏肤，充身，泽毛，若雾露之溉，是谓气"，皮肤、身体、毛发都需要气的滋养。假如室外下了大雾或者有露水，出行的时候全身都会笼罩在雾露之中，这是形象的比喻，气就像雾露一样，全身都离不开气。

说到气，简单介绍一下营气和卫气、原气和宗气四种重要的气。

《灵枢·营卫生会》说，"清者为营，浊者为卫，营在脉中，卫在脉外"，清和浊是相对而言的，因为卫气的特性是剽疾滑利，活动力强，流动迅速。相比而言，营气相对清轻，所以清者为营气，浊者为卫气。

"营在脉中"，《灵枢·邪客》说"营气者，泌其津液，注之于脉，化以为血，以荣四末，内注五脏六腑"，"营气者，泌其津液"，津液在这里是清的意思，营气清的部分在脉里，"化以为血"，和血融合在一起，营气和血密不可分，外达四肢百骸，内注五脏六腑。

"卫在脉外"，《灵枢·本藏》说，"卫气者，所以温分肉，充皮肤，肥腠理，司关阖者也"，卫气在外要护卫肌表，温分肉，充皮肤，肥腠理，司开阖。皮肤腠理毛孔，该开的时候开，比如要排汗。该关的时候要关上，要防止风寒侵袭。如果经常感冒，可能就是卫气虚，不能抵挡邪气从皮肤进入人体，治疗要补卫气。中成药玉屏风散里黄芪的功能就是补卫气，卫气充足，腠理的开合就会恢复正常，人就不再像以前容易受外邪入侵。《灵枢·本藏》接着说，"卫气和则分肉解利，皮肤调柔，腠理致密矣"，"分肉"还是指人体的体表，指比较表浅的肌肉部分，"解利"指通畅。卫气调和，分肉就通畅，皮肤就调柔，腠理就致密。

营卫学说是中医非常重要的理论。营气、卫气运行需要配合，如果营卫不和，除了容易外感风寒，还会影响睡眠，治疗原则就是调和营卫。后世温病学派基于营卫学说发展出了卫气营血辨证，对于中医理论及临床都产生了重要的意义。

原气也叫真气，《黄帝内经》并没有提到原气这个词，而是提到了真气，《素问·上古天真论篇》说，"恬淡虚无，真气从之"。《难经》中反复说到了原气，《难经·三十六难》说："命门者……原气之所系也。"命门是指肾，左者为肾，右者为命门，原气是与生俱来的根本之气。《难经》的作者和成书年代，目前学术界没有一致的看法，但比较公认其成书年代和《黄帝内经》非常接近。《难经》是以"问难"的方式写成的，有81组问答，内容和《黄帝内经》也很接近，很多地方对《黄帝内经》起到了补充和阐释的作用，和《黄帝内经》同为中医四大经典之一。

宗气，《灵枢·邪客》说："宗气积于胸中，出于喉咙，以贯心脉，而行呼吸焉。"宗气的主要功能，一是和呼吸密切相关，宗气的盛衰影响呼吸功能的盛衰。二是贯心脉、行气血。气血运行、肢体寒温、心搏强弱和节律都和宗气有关。后世医家在宗气的基础上发展出了"大气学说"，清末名医张锡纯《医学衷中参西录》阐述比较详细，我的一个学生硕士毕业论文就研究张锡纯的大气学说。

第三个——津。岐伯说，"腠理发泄，汗出溱溱，是谓津"。从文字表面上看好像津就是汗，其实津不仅仅是汗，津生于内，化生于水谷，运行在肌肉、皮肤、腠理之间，具有滋润肌肉和皮肤的作用。《灵枢·五癃津液别》说，"水谷皆入于口，其味有五，各注其海，津液各走其道。故上焦出气，以温肌肉，充皮肤，为其津"。汗只是津在腠理外泄的一种形式，津的内涵更广。

第四个——液。岐伯说，"谷入气满，淖泽注于骨，骨属屈伸，泄泽，补益脑髓，皮肤润泽，是谓液"。液也来源于水谷精微，"淖泽"就是水谷精微中较稠的部分，类似于膏脂，具有润滑、滋润作用。"骨属屈伸"，有了液的润滑、营养，关节屈伸就很灵活。"泄泽，补益脑髓，皮肤润泽"，"泄泽"的意思是渗出汁液而起到润泽的作用，可以补益脑髓，润泽皮肤。对比来看，"液"是津液中比较浓稠的部分，津是比较清稀的部分。张介宾说"津者阳之液"，认为津是体阴用阳，意思是功能上讲津属阳，走肌表，从本质来讲，津属于阴津。

第五个——血。岐伯说，"中焦受气取汁，变化而赤，是谓血"。中焦指脾胃，脾胃接受水谷之气及精华液体，变化以后变成红色的血。"中焦受气取汁"，说明血的生成离不开后天的营养。所以贫血的人要加强营养，血亏的人更要健壮脾胃。

第六个——脉。岐伯说，"壅遏营气，令无所避，是谓脉"。我们说"营行脉中，卫行脉外"，脉的功能是把血管内的营气遏制住，不让它跑到脉管外。这是以脉来强调营气在血管内，与血密不可分，推动血运行的重要功能。脉的存在，使营气和血液都在脉道内正常流动。

这节内容比较枯燥，但是，学习中医离不开这六个常见的名词：精、气、津、液、血、脉。

20 虚实是相对的

邪盛则实，精夺则虚

很多患者看中医时常问："我哪里虚？气虚还是阴虚、阳虚？"无论男女老少都很关心虚的话题。和"虚"相对应的是"实"，虚实是中医八纲辨证中一对重要的概念。

什么是虚？什么是实？《素问·通评虚实论篇》说："邪气盛则实，精气夺则虚。"张景岳在《景岳全书·传忠录》中说："虚实者，有余不足也。"邪气有余、邪气盛是实。"精气夺则虚"，精气可以理解为正气，正气不足、正气夺是虚。

虚实是贯穿于很多疾病过程中的一对矛盾，《素问·调经论篇》说，"百病之生，皆有虚实"，几乎所有的病都能分虚实，每个人的体质也能分虚实。分虚实具有临床价值，实证要攻，虚证要补，虚实辨证准确，攻补才能适宜。

《难经·四十八难》说，"入者为实""急者为实"，急就是突发的急症，"入"就是外感病。《难经·四十八难》还说，"出者为虚""缓者为虚","缓"就是慢性病,"出"是内伤病。张景岳在《类经·疾病类》中说:"凡外入之病多有余,如六气所感、饮食所伤之类也。内出之病多不足,如七情伤气、劳欲伤精之类也。"中医病因学分类有外因、内因、不内外因,张景岳认为凡是六淫或瘟疫所伤,或饮食不当引起的疾病,一般是实证。"内出之病多不足",喜怒忧思悲恐惊七情所伤、劳倦太过引起的疾病多为虚证。

《灵枢·本神》专门讲了五脏的虚实表现:"肝藏血,血舍魂,肝气虚则恐,实则怒。脾藏营,营舍意,脾气虚则四支不用,五脏不安,实则腹胀经溲不利。心藏脉,脉舍神,心气虚则悲,实则笑不休。肺藏气,气舍魄,肺气虚则鼻塞不利少气,实则喘喝,胸盈仰息。肾藏精,精舍志,肾气虚则厥,实则胀,五脏不安。必审五脏之病形,以知其气之虚实,谨而调之也。"

"肝藏血,血舍魂",肝对应的是魂,肝气虚包括肝阴虚、肝血亏等,肝虚会表现出"恐",胆小、胆怯。肝的实证表现多为发怒。"脾藏营",营可以理解为营气,因为脾统血,营气又行于脉中,在血中。脾主四肢,脾气虚会出现四肢不用、五脏不安,因为五脏都需要脾胃的水谷之源来濡养。"实则腹胀经溲不利",脾气实则肚子胀、二便不利。心藏血脉,对应的是神。心气虚往往会悲伤,心气实往往大笑不止。肺藏气,对应的是魄。肺主气司呼吸,肺气虚会鼻塞、气短。肺实证表现为"喘喝",就是大口喘气,"胸盈仰息",就是胸闷,不能平卧,要在后面垫床被子,半坐着休息。肾藏精,对应的是志。肾气虚以后会出现"厥",厥分寒厥热厥,肾气虚后多见寒厥,手脚发凉。一般来说肾无实证,但这一段说，肾脏实证可以表现为胀及五脏不安，因为肾是先天之本。"必审五脏之病形，以知其气之虚实，谨而调之也。"一定要审察五脏的病情表现，来判断是实证还是虚证，谨慎调养。这一段简要谈了五脏的虚实表现，实际临床上虚实要复杂很多。

接下来简单讲几个虚实鉴别要点：

从病程上讲，虚证往往较长，实证较短；从病人体质来讲，虚证多见于虚弱的病人，实证多见于壮实的病人；从精神方面来看，虚证多半萎靡不振，实证多半兴奋；从声音和气息上来讲，虚证多声低息微，声音低，呼吸轻，实证则声高气粗，声音比较高亢，喘气比较粗；从脉象上来讲，虚证多脉象无力，实证病人多脉象有力。

假如病人有疼痛的表现，虚证多喜按，按后疼痛会稍微缓解。实证多半拒按，按后会加重疼痛。从胸腹胀满来看，虚证按上去不疼，胀满有时会减轻。实证按上去会出现疼痛，而且胀满是持续性的。

假如发热，虚证表现多是五心烦热（手脚心烫、心烦），午后微热、潮热，下午三四点像潮水一样定时而来，但是只是微微发热，或者体温正常但感觉身上发烫。实证发热，多表现为蒸蒸壮热，体温多在38摄氏度以上。假如恶寒怕冷，虚证一般只是"畏寒"，得衣近火会缓解，就是多穿点衣服，离火源近点，怕冷会缓解。实证恶寒是真正的恶寒，即使添衣加被也不缓解。

以上是虚实的一般规律，但也有特殊情况，中医有一句话"至虚有盛候，大实有羸状"。苏东坡写过一篇《求医诊脉说》，文中说："脉之难明，古今所病也。至虚有盛候，而大实有羸状，差之毫厘，疑似之间，便有死生祸福之异。"把脉不好掌握，特别虚的人脉象表现往往有盛候，脉反而可能有力。特别实的病人脉象有羸状，即脉很无力。"疑似之间，便有死生祸福之异"，假如医生经验少，判断失误，就可能误诊、误治。

"至虚有盛候，大实有羸状"这句话，后世非常重视，因为符合临床实际。盛候、羸状意义逐渐发展，不仅指脉象强弱，而是扩展到许多疾病的表现。

明代上海浦东名医李念莪的《内经知要》中说："至虚有盛候，反泻含冤；大实有羸状，误补益疾。辨之不可不精，治之不可不审。"虚到了极点，可能表现出来类似实证，比如临终时的回光返照就是至虚有盛候。"反泻含冤"，如果这时当成实证，用泻法或者清火的方法，就是误治，会导致很严重的后果。实到了极点，有可能表现出来"羸状"，类似虚弱。"误补益疾"，如果误用了补法，疾病也会加重。"辨之不可不精，治之不可不审"，所以辨证要准，一定要审察清楚再开方下药。

"至虚有盛候，大实有羸状"在临床很多见，比如"大实有羸状"，肿瘤患者做完手术、放化疗后，即使很强壮的患者，也会变得虚弱，言语无力、极度消瘦、面色无华、声音低微、纳差，容易判断为虚证。但是细心观察，患者可能大便干、舌质黄、舌苔黄腻，脉可能沉细、缓细。表明疾病主要矛盾是实，表现出来的虚，是因为放化疗手术后，暂时损伤了患者一部分正气，但本质上还是实证。假如医生经验不足，就可能误诊、误治。家属着急，可能会给患者吃很多补品，"误补益疾"，有可能导致身体状况日下。

临床需要掌握虚实辨证，辨别"至虚有盛候，大实有羸状"的情况，防止失治误治。

病因病机篇

世界上没有无缘无故的毛病

21 六种邪气谁是老大？

百病之长，善行数变

中医病因学中有三因学说——外因、内因、不内外因。外因指六淫，风寒暑湿燥火。湿邪已经广为人知，很多人认为自己有湿气，喜欢吃利湿的东西。但六淫里最常见的邪气并不是湿，而是"风"。

风对应春季，但四季都有风，所以风邪引起的疾病，虽然春天较多但不限于春天，其他季节均可发生。"风邪袭表"，风邪外袭都是从皮毛肌腠而入，从而发生外风的病证。《素问·风论篇》说，"风气藏于皮肤之间……腠理开则洒然寒，闭则热而闷"，中医认为人受风是从皮肤进入的，所以称为外感风邪，比如外感风寒、外感风热，外就是指皮肤。皮肤和肌肉交接处叫腠理，风邪到了皮肤后，如果腠理开了，就"洒然寒"，"洒然"是形容身体怕冷的样子。腠理如果是关闭的，就"热而闷"，说明风气是通过皮肤腠理侵犯人体的。

外风有几个特点。第一个特点——"风为阳邪，其性开泄，易袭阳位"。万物都可分阴阳，风邪具有升发、向上、向外的特性，所以风是阳邪。"其性开泄，易袭阳位"，上部为阳，下部为阴，背部为阳，腹部为阴，风容易侵犯人体的阳位，容易侵袭人体的背部、头面部。"其性开泄"，风容易使腠理疏泄开张。风邪入侵，皮毛和腠理开泄会出现头痛、汗出、恶风等症状，所以感冒受风后出现的头痛、汗出、恶寒，在张仲景的《伤寒论》里叫"中风"。这里"中风"是和"伤寒"对应而言的，"伤寒"表现为无汗、恶寒，"中风"表现为头痛、汗出、恶风。感冒中风，中医也叫"太阳中风"，因为足太阳膀胱经行于人体的肌表。

《素问·太阴阳明论篇》说，"伤于风者，上先受之；伤于湿者，下先受之"，受风一般是首先侵犯人体头面部，伤于湿一般是在腰以下。"伤于风者，上先受之"，给我们两个启示。其一，要保护好头面部，包括后脑勺，因为如果风邪入侵，往往从上部侵犯人体。其二，受风后症状常表现于头面部，包括头痛、面神经麻痹、面瘫、鼻炎等。西医多把面瘫归为病毒感染，中医就叫受风。晚上开空调、开窗户睡觉，第二天早晨醒来，突然嘴歪，这就是受风了。

风邪的第二个特点——"风者善行而数变"。"善行"，游移不定，受风以后患的病，往往病位游移，不固定在同一个地方。比如痹证，表现为关节、身体疼痛。《素问·痹论篇》说："风寒湿

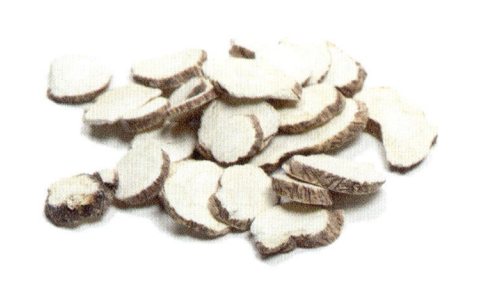

白芷

三气杂至，合而为痹也。其风气胜者为行痹。"同样是痹证，假如是游走性的疼，一会儿膝关节疼，一会儿肘关节疼，一会儿腕关节疼，一会儿脖子疼，一会儿脚腕疼，称为"行痹"，行的意思就是动，又叫"风痹"，往往是受风导致的痹证。"变"，就是变幻无常，发病迅速。比如风疹，短时间内身上皮肤瘙痒，起很多疹子。发无定处，可能在腿上、腰上、手臂上，此起彼伏，也可能很快消退。《素问·风论篇》总结为"风者善行而数变"。

风邪的第三个特点——"风为百病之长"。为什么风是百病之长？我们经常听说风寒感冒、风热感冒、风湿，寒暑湿燥火这些邪气侵犯人体，往往离不开风，风邪常常是外邪致病的先导。古人甚至把风邪当作外感致病因素的一个总称，《素问·骨空论篇》说，"风者，百病之始也"，《素问·风论篇》又说："故风者百病之长也，至其变化乃为他病也，无常方，然致有风气也。"风是百病之长，而且会变化，可能引起方方面面的问题，比如拉肚子、头疼。在《素问·风论篇》中谈了多种风，偏风、脑风、目风、漏风（酒后受风）、首风、肠风（拉肚子）、泄风（出汗）。所以说风是百病之长，"无常方"，没有固定的方法对付这样变化多端的问题。拉肚子、出汗、面神经麻痹用的方法不一样。"然致有风气也"，但是这些问题的原因都是风，这就是《黄帝内经》说的"风为百病之长"。

感冒分风寒、风热，治感冒的药也分祛风寒、祛风热，比如荆芥、防风、白芷祛风寒，桑叶、薄荷、芦根祛风热。中医除了外风还有内风，脑溢血、脑梗、偏瘫引起的症状我们称为"中风"，因为它们的表现有风邪的特点，眩晕、头胀头痛、急躁易怒、头摇、肢体震颤、手脚麻木、语言艰涩、口眼㖞斜，这都像风的特点。《素问·阴阳应象大论篇》说"风胜则动"，风邪盛的时候，特别是肝风，人体往往会有一些动的表现，比如头、肢体晃动，手脚颤。中风的患者手不停抖，就是动的表现。

外风和内风病因不一样，外风是受外来的风邪侵袭，内风在中医看来多半是由于肝火太盛，肝阳化风。或者肝肾阴亏，阴不制阳导致阳亢，引起动摇的证候。或者因为邪热太盛，热闭心神，热邪伤阴，阴液亏虚，筋失濡养，引起筋脉拘挛、四肢抽搐、两目上视、角弓反张、牙关紧闭等内风的表现。内风治疗和外风截然不同，外风治法是邪从哪里来还从哪里赶出去，祛风解表。内风治法，肝阳上亢要清肝平肝，阴虚要养阴，邪热太盛要清热。

22 百病皆生于气

九气不同，何病之生

中医学里面有很多名词是大家耳熟能详的，其中有一个词，在《黄帝内经》中出现过3000多次，就是"气"。《黄帝内经》每一篇章说的气，有可能含义是截然不同的，有脏腑之气，有经络之气，有四季之气。这里讲的气，是专有所指的。

《素问·举痛论篇》中有一个名段：

"余知百病生于气也。怒则气上，喜则气缓，悲则气消，恐则气下，寒则气收，炅则气泄，惊则气乱，劳则气耗，思则气结，九气不同，何病之生？岐伯曰：怒则气逆，甚则呕血及飧泄，故气上矣。喜则气和志达，荣卫通利，故气缓矣。悲则心系急，肺布叶举，而上焦不通，荣卫不散，热气在中，故气消矣。恐则精却，却则上焦闭，闭则气还，还则下焦胀，故气不行矣。寒则腠理闭，气不行，故气收矣。炅则腠理开，荣卫通，汗大泄，故气泄。惊则心无所倚，神无所归，虑无所定，故气乱矣。劳则喘息汗出，外内皆越，故气耗矣。思则心有所存，神有所归，正气留而不行，故气结矣。"

我们来解释这一段。

黄帝说，我听说"百病生于气"，接下来黄帝说了九个气，怒则气上，喜则气缓，一直到思则气结。"九气不同，何病之生？"这九个气是不一样的，是怎么得的病？可以得什么病呢？

"百病生于气"，在中医学里面其实有两层含义。第一层含义，很多疾病都可以从气上得，从以生气为代表的情绪上得，我们说七情，这儿说的九气里面有七个是七情，还有两个是寒和炅，炅就是热。所以说百病生于气的第一层含义是指一个人情绪过头，无论是喜还是怒还是悲，情绪过头都可以得病。

"百病生于气"的第二层含义，是百病都生于人体气机的紊乱。因为人体无论是脏腑还是四肢百骸，都有气机的升降出入。《素问·六微旨大论篇》中说"升降出入，无器不有"，一旦一个人的气机运行失常，他就会得病，而不仅仅是情绪让人得病，比如这九气中寒和热也可以让人得病。同理，瘀血、痰湿等其他问题也可以让人得病，因为它们影响到人体气机的升降出入。

"百病生于气"的这两个含义都是有道理的，可以二说同时存在。

我们分析一下这九个气是怎么回事。

"怒则气上"，为什么一个人怒就会气上呢？岐伯说，"怒则气逆，甚则呕血及飧泄，故气上矣"。"气逆"的意思也是"气上"，就是气上逆。因为怒是肝所主，怒动于肝则气逆而上。气逆而上以后，有的时候可以气逼血升，血液也跟随这个气逆而上升，所以就会呕血。那为什么可以飧泄，拉肚子呢？以前谈五行学说谈过，肝属于木，木克土，肝木乘脾，所以就会发生飧泄。呕血的比较少见，就像中国古典文学名著《三国演义》里的"诸葛亮三气周瑜"，周瑜怒则气逆，一口鲜血吐那儿了。

怒可以导致拉肚子、腹泻，我举一个病例。

曾经有一个部队的军官，患慢性腹泻17年。他看遍了各大医院的中西医专家，最后自己都没有一点信心了，不想治了。他的夫人拽着他到了我的门诊。这个病人脾气很大，说话不好听。他第一次找我看病，直接就问我，你有没有把握？你直说你行不行吧！言外之意，你不行就不要浪费我的时间，还要花钱吃药，不行我就不看了。这种说话的语气在病人里是比较少见的。我不记得我当时跟他说的话了，但是后来这个病人跟我上了中央电视台的《健康之路》，电视台采访他，他拿出几年前的处方，回忆看病时的情景。他说我当时的回答是先试试看吧，17年的腹泻，我们不能把话说满。他脾气很大，一天拉肚子好几次，我给他合起来用了几个小经方。第一个小方是痛泻要方，专门用于肝郁、肝火引起的脾胃不好、腹泻，同时也用了其他合在一起的几个小方子。这个病人总共吃了21服药，17年的腹泻，彻底治愈了。他一个是脾气大，一个是爱喝酒，酒也伤肝。后来到电视台做节目，他对中医学的博大精深非常佩服，对自己当年第一次到门诊找我看病时候的态度不好表示歉意。

这个病例就是由于爱发火、爱着急导致的腹泻，这种情况在临床非常多见。还有，由于情绪导致的气逆，在上部的表现不见得就是呕血，引起的恶心、呕吐、打嗝、反酸等胃病和食管病，在临床也很多见。所以"怒则气逆，甚则呕血及飧泄，故气上矣"这句话在临床是非常普遍的。

下一个，"喜则气缓"，为什么喜就会气缓呢？

岐伯说"喜则气和志达，荣卫通利，故气缓矣"，《素问·调经论篇》还说"喜则气下"。气缓的意思就是气涣散不收，"喜则气缓"是气过于缓，乃至涣散的意思。

这个不太好理解，很多人会认为"喜"是好事，一天到晚乐呵呵的，不是好事吗？实际上不是这个意思，这里的"喜"不是指的一般情况下乐呵呵，保持心情愉悦的这种状态，是指的大喜、过喜。比如《灵枢·本神》说"心气虚则悲，实则笑不休"。《素问·调经论篇》说"神有余则笑不休，神不足则悲"。这个心气虚、神有余都是一个病态，如果到了笑不休的地步，就可以使人体的气机过于涣散，而发生疾病。《灵枢·本神》说得比较到位，说"喜乐者，神惮散而不藏"。因为心主藏神，喜乐过度以后心气涣散，就可以让人的心神惮散而不内藏。

生活中这样的例子也很多见。范进中举的故事大家都知道。打麻将，自摸了，大喜过望导致发生心脑血管病，甚至猝死的例子也是有的。所以，一定不要把这里说的"喜"理解成那种美滋滋、愉悦的状态，这里指的是大喜、过喜。这儿说的"喜则气和志达，荣

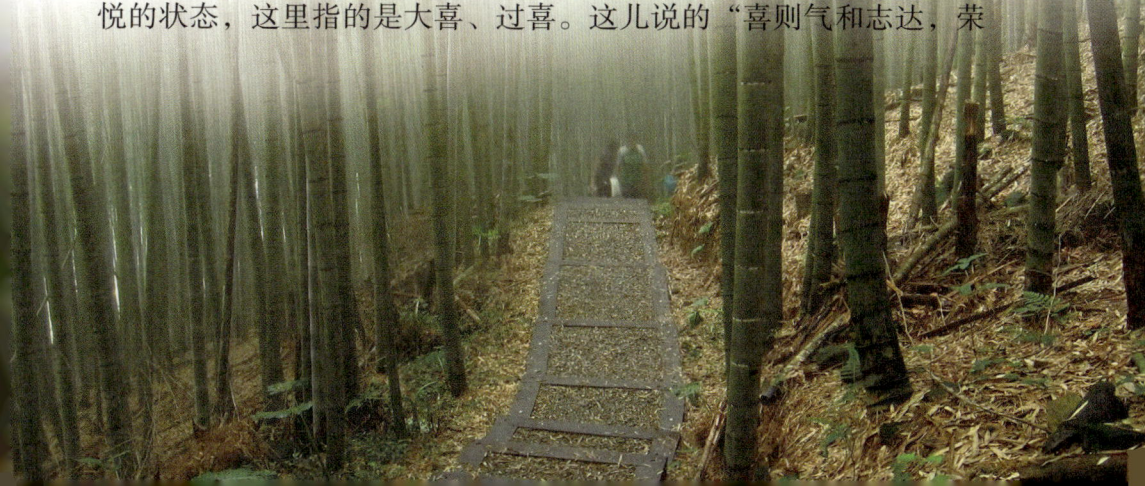

卫通利"也不是一个正常的生理现象，而是一种气机徐缓的描述，是一种病理状态。

再看"悲则气消"。

岐伯是这么解释的，"悲则心系急，肺布叶举，而上焦不通，荣卫不散，热气在中，故气消矣"。因为悲生于心，所以"悲则心系急"，这个很容易理解。病于肺则"肺布叶举"。因为心肺都在上焦，所以上焦不通。营气、卫气都不能正常地布散，所以叫"荣卫不散，热气在中"。"故气消矣"，这个"消"通报销的"销"，就是销铄的意思，就是伤害、消耗人体的正气，所以叫"悲则气消"。

再看"恐则气下"。

岐伯说，"恐则精却，却则上焦闭，闭则气还，还则下焦胀，故气不行矣"。恐会伤肾，上下不交，所以气就不行。恐伤肾，所以会伤精。精伤以后升降不交，所以上焦闭。上焦闭后气就归于下，所以下边就胀，叫下焦胀。

接下来说"寒则气收，炅则气泄"。这个比较容易理解，热胀冷缩，寒束于外就会玄府闭密，气收敛于中而不得散，"寒则气收"。岐伯说"寒则腠理闭，气不行，故气收矣"。

"炅"的意思是热，热就会出汗，气随汗泄，所以叫气泄，岐伯说"炅则腠理开，荣卫通，汗大泄，故气泄"。

接下来说"惊则气乱"。

为什么"惊则气乱"？岐伯说，"惊则心无所倚，神无所归，虑无所定，故气乱矣"。人在大惊大恐以后神志散失，血气容易分离，所以气乱。

由于受惊导致的疾病，我在临床见得挺多的。有一位女士，她的先生，才50岁左右，在睡眠之中心脏骤停而过世了，把她给吓坏了。从此以后她是各种内科病、妇科病一个接一个得。她来找我看病的时候，除了有很多胃肠道疾病的表现以外，还有心慌、失眠、头痛、怕冷。她说她每天晚上睡觉前都要交代她儿子，早起的时候要把她拍醒、叫醒，因为她受过惊吓，她担心自己也会睡过去。所以这个病人也要修心，要想办法让自己的心定下来。关于怎么修心，我们后面会谈到。

接下来谈"劳则气耗"。

岐伯说，"劳则喘息汗出，外内皆越，故气耗矣"。"越"的意思就是散越，一个人过劳，导致喘、出汗，这个劳可以是体力劳动，也可以是房劳。喘叫"内越"，出汗叫"外越"，所以说是外内皆越，气就损耗了。

最后一个"思则气结"。

岐伯说，"思则心有所存，神有所归，正气留而不行，故气结矣"。因为人的精神、思想过多地郁结于一事一物，就容易导致气机留而不行，所以叫"思则气结"。

23 小心六气虚脱

贵贱善恶，各有部主

以前曾经讨论过关于"虚"的话题，虚分为很多，气虚、血虚、津亏等。如果虚得特别厉害，不是一般的虚，可以称之为什么呢？有个词叫"虚脱"，也可以叫"脱"。一旦到了"脱"的地步，那就比较严重了，现在主要就讨论"六气虚脱"。

前面曾经提到过"六气"，就是本来是一气，却可以分为六名，我们回忆一下。

《灵枢·决气》说："黄帝曰：余闻人有精、气、津、液、血、脉，余意以为一气耳，今乃辨为六名，余不知其所以然。岐伯曰：两神相搏，合而成形，常先身生，是谓精。何谓气？岐伯曰：上焦开发，宣五谷味，熏肤，充身，泽毛，若雾露之溉，是谓气。何谓津？岐伯曰：腠理发泄，汗出溱溱，是谓津。何谓液？岐伯曰：谷入气满，淖泽注于骨，骨属屈伸，泄泽，补益脑髓，皮肤润泽，是谓液。何谓血？岐伯曰：中焦受气取汁，变化而赤，是谓血。何谓脉？岐伯曰：壅遏营气，令无所避，是谓脉。"

对于经典的名段金句，多读几遍有好处。在中医学里，有一句话叫"书读百遍，其义自见"，有的时候读书，你理解不了那么透彻，读第一遍、第二遍、第九遍、第二十遍，读一遍有一遍新的理解，到了第一百遍的时候，它的含义自然就出现了。就是这个意思，要多读几遍，其义自见。所以学习经典和其他的书不一样，有的书一看就明白，那你也不可能总去看这本书，再看就腻了。但是经典不一样，经典要"学而时习之"，时间长了，对它的含义自然而然就悟到了。

这一段讲六气本来是一气，分而言之叫六气，就是精、气、津、液、血、脉。

最后一段，"黄帝曰：六气者，贵贱何如？岐伯曰：六气者，各有部主也，其贵贱善恶，可为常主，然五谷与胃为大海也"。

黄帝问这六气哪个更加重要？哪个次要一些？岐伯说"六气各有部主"，各有它所主的地方，各有它的主要职能。"其贵贱善恶，可为常主"，它重要或者没那么重要，都和它自己的功能有关系。但是，"五谷与胃为大海"，脾胃是水谷之海，"人是铁饭是钢"，只有后天的水谷精微不断地补充人体，这六气才能不断地充足，六气都离不开五谷和胃这个大海，后天之本非常重要。后世中医总结出来一句话叫"有胃气则生，无胃气则死"。

再看中间这一段，真正说到了"脱"，虚的最严重的地步。

"黄帝曰：六气者，有余不足，气之多少，脑髓之虚实，血脉之清浊，何以知之？"

黄帝问，这六种气是有余还是不足，是多还是少，脑髓是虚还是比较充足，血脉是清还是浊，怎么样才能知道？血脉的"清浊"可以理解成是充足还是虚，"清浊"和前两句的"多少""虚实"相对比，为了对仗，不重复，换了一个"清浊"，所以"清浊"可以理解为多少或者虚实。"岐伯曰：精脱者，耳聋。气脱者，目不明。津脱者，腠理开，汗大泄。液脱者，骨属屈伸不利，色夭，脑髓消，胫酸，耳数鸣。血脱者，色白，夭然不泽，其脉空虚，此其候也。"

"精脱者，耳聋。"

这个应该是最容易理解的，以前谈过肾精亏，因为肾藏精，肾开窍于耳，所以说精脱以后最常见的表现就应该有耳鸣耳聋，当然还会伴有头晕目眩、腰膝酸软、遗精早泄等等。

"气脱者，目不明。"

这个理解起来稍微难度大一些，气脱怎么会目不明？因为双目的功用主要有赖于五脏六腑之阴精的濡养。《灵枢·大惑论》说过"五脏六腑之精气，皆上注于目而为之精"，最后那个"精"就是"精明"的意思，脏腑的阴精上濡于目。但是脏腑之精上濡于目还有两个条件。第一，有经脉为通道。《素问·五藏生成篇》说，"诸脉者皆属于目"，《素问·调经论篇》也说过，"五脏之道，皆出于经隧，以行血气"，所以脏腑的阴精要通过经脉才能上达于目。第二，阴精上濡于目离不开气的作用，需要气来宣布精气才能到达于目。前面说了"上焦开发，宣五谷味，熏肤，充身，泽毛，若雾露之溉，是谓气"，全身各处都离不开气。如果一个人气虚、气脱，精气失布，尽管经脉没有阻碍，但是阴精也不能上达于目，导致目失所养，目神不用。根据这两条来看，一个人气大虚可以导致眼睛出问题。

在金元时期，中医有四位著名的大医家，合称金元四大家，其中之一李东垣，开创了补土派。补土派，顾名思义，补土就是健壮脾胃，他是特别重视脾胃的一派。李东垣发明了一个方子叫益气聪明汤，出自《东垣试效方·卷五》，这个方子就是用来治疗中气不足、气虚导致的视物昏花、耳鸣耳聋，所以叫益气聪明汤，"聪"是耳聪，"明"是目明。益气可以让人耳聪目明，这就是《黄帝内经》说"气脱者，目不明"的运用。益气聪明汤主要的组成有人参、黄芪，二者都是补气的；还有升麻、葛根，这两味药物是把药的作用上提到人的头面部，因为耳、目都在头面部；还有蔓荆子，也是作用于头面部的；里头还有黄柏、芍药、甘草。

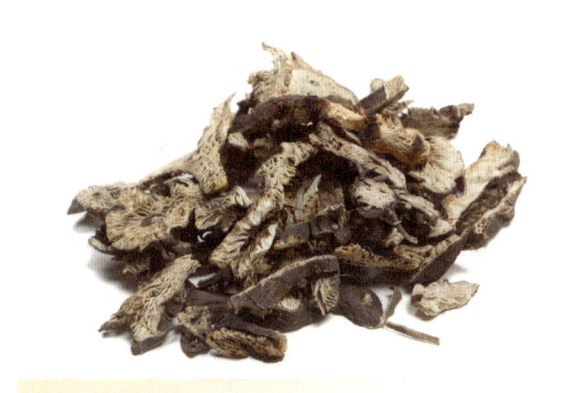

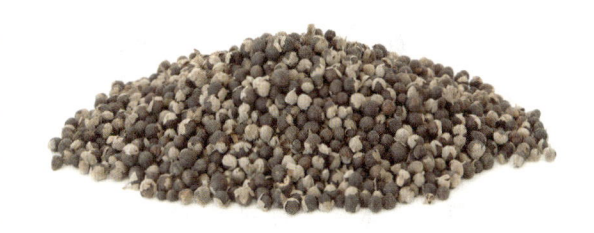

升麻

蔓荆子

金元四大家之一朱丹溪，开创了滋阴学派，强调养阴，很多人是阴亏，要用养阴的方法。但是《丹溪心法》里也记载了他的两例补气医案，用补气之法治疗暴盲，目不见物，就是眼睛突然看不见

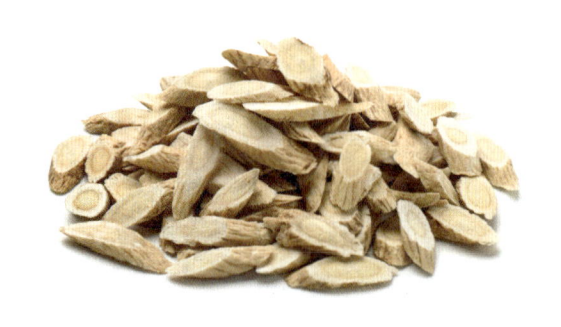

东西了。

"津脱者，腠理开，汗大泄。"

我们常把津、液并称为津液，在这里津和液区分开了。二者一个偏于清稀，一个偏于黏稠，但是临床上没有那么截然的区分。"津脱者，腠理开，汗大泄"，反过来看，一个人腠理开，出汗太多，可以导致津脱。特别是到了暑天，高温、野外作业的人员，有可能导致津液虚脱。

黄芪

"液脱者，骨属屈伸不利，色夭，脑髓消，胫酸，耳数鸣。"

津液亏得太甚，不能濡养关节，关节就屈伸不利，脸色也不好看，没有光泽。"脑髓消"怎么理解？津液和精都属于阴，津液亏到相当重的程度也会伤到精，伤到脑髓，这就是程度的问题。"胫"就是小腿，小腿酸。耳数鸣，精脱的人可以耳聋，液脱的人也可以耳鸣。我们用两个理论来解释这个现象，第一，液脱达到一定程度也可以导致精亏，所以会耳鸣；第二，津液亏虚，阳气自然就旺盛，叫阴虚肝旺，肝旺的人也会耳鸣。学习中医，要用中医的理论来分析解释这些现象。

"血脱者，色白，夭然不泽，其脉空虚，此其候也。"

"血脱"，不是一般的血虚了。"色白"，面色无华，面无血色。"夭然不泽"，没有光泽了。"其脉空虚"，我们说有六气，精、气、津、液、血，这才五气，还差一个脉，没有"脉脱"，脉中是营血，所以血脱以后脉中是空虚的。所谓空虚就是号脉软而无力，脉沉、脉软、脉芤。

很多人会自然而然地认为"血脱"需要大剂量地补血，就用当归、阿胶、芍药、熟地等药。其实中医不是这样，一个人如果"血脱"应该怎么办呢？中医认为"血脱先益气"，血脱一定要先补气。因为"有形之血不能速生"，有形的血不会那么快就生出来的。但是"无形之气所当急固"，看不见的气，应该抓紧时间把它固住。气可以固摄血液，不让它跑出脉外。一旦把气补回来，"血脱"就会改善。

中医有个名方叫当归补血汤，顾名思义就是用当归补血。但是这个方子"当归补血主黄芪"，里面最重要的、量大的是黄芪，用大量黄芪补气。"血脱"一定要气血同时补，特别是补气为主，补血为辅，这是一个技巧。

既然谈虚，关于六气虚的名段一定要熟悉。

24 盈亏人体都会不适

人有四海，以应四方

《黄帝内经》是中医学的著名经典，全书是文言文，有十几万字。如果翻译成现在的白话文，恐怕要在50万字以上。这本书内容涉及的范围很广，而且文采飞扬，里面用了多种写法。

其中有一种写法叫"隐喻"，即打比方。

有的时候以政治来隐喻，像前面说的，心是君主之官，肝是将军之官，肺是相傅之官；有的时候用自然来做隐喻，"阴阳者，天地之道也，万物之纲纪，变化之父母，生杀之本始，神明之府也"；还有的时候用战争来隐喻，《素问·脉要精微论篇》说"得守者生，失守者死"。

再比如说，《素问·宝命全形论篇》有一段是论述扎针的时候经气到来，得气没得气是一种什么感觉，说"经气已至，慎守勿失，深浅在志，远近若一，如临深渊，手如握虎，神无营于众物"。大夫给病人扎针的时候，经气要来的时候，捻针时应该神气集中，不为外物所干扰。然后隐喻、打比方说要像面临深渊时那样谨慎，要像手握虎符那样专注。虎符是古代军队的密令，你拿一半，我拿一半，能合在一起，那就说明你是持有军令的，类似于调兵凭证。

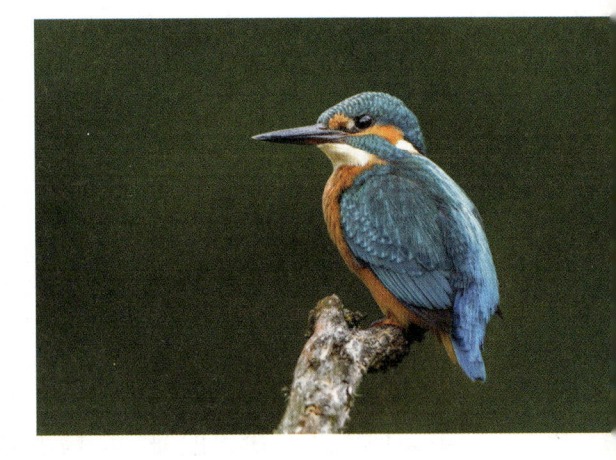

还比如说，在论述面部望诊的时候，《素问·五藏生成篇》说，"五脏之气，故色见青如草兹者死，黄如枳实者死……此五色之见死也"，青得像草兹（枯死的青草），黄得像枳实，那就麻烦了，五色之死，预后不好。"青如翠羽者生，赤如鸡冠者生，黄如蟹腹者生……此五色之见生也"，这是比较好的，正常的青像翠羽，正常的赤像鸡冠，正常的黄像螃蟹的肚子。这也是一种隐喻，用自然界的事物打比方。

当然还有很多，还有用建筑、物体等来隐喻的。

《灵枢·海论》拿什么打比方？拿大海打比方。

"黄帝问于岐伯曰：余闻刺法于夫子，夫子之所言，不离于营卫血气。夫十二经脉者，内属于腑脏，外络于肢节，夫子乃合之于四海乎？岐伯答曰：人亦有四海、十二经水。经水者，皆注于海，海有东西南北，命曰四海。黄帝曰：以人应之奈何？岐伯曰：人有髓海，有血海，有气海，有水谷之海。凡此四者，以应四海也。"下面又说道："胃者水谷之海……冲脉者，为十二经之海……膻中者，为气之海……脑为髓之海。"

这就是隐喻、打比方，我们来解释一下这几段。

"余闻刺法于夫子，夫子之所言，不离于营卫血气"，刺法就是扎针，黄帝向岐伯请教刺法，岐伯所说的怎么都不离开营卫血气啊？岐伯几乎都是围绕着卫气营血来说的。"夫十二经脉者，内属于腑脏，外络于肢节，夫子乃合之于四海乎？"黄帝问，人的十二经脉在人体内是联系脏腑的，向外是联络于四肢和关节的，那夫子您认为它和四海是可以相对应的吗？

"岐伯答曰：人亦有四海、十二经水。经水者，皆注于海，海有东西南北，命曰四海。"岐伯说人也有四海，也有十二经水。为什么这么说呢？因为大海是一条条的江河最终流到一起汇聚而成的，河流是奔流到海不复回。十二经水的意思就是把十二经络比作河流，都要归于大海。所以说"经水者，皆注于海"，海有四海，东西南北四个海。这是古人的一种想象，古人有一种世界观，认为"天圆地方"，天是圆的，地是方的，天就像一个倒扣的圆形锅盖，把四方形的地盖住以后，四个角肯定都要多出一块，那四个角叫四海。

"黄帝曰：以人应之奈何？岐伯曰：人有髓海，有血海，有气海，有水谷之海。凡此四者，以应四海也。""胃者水谷之海……冲脉者，为十二经之海……膻中者，为气之海……脑为髓之海。"黄帝问人体有什么与四海相对应？岐伯说，人也有四海，髓海、血海、气海、水谷之海。对照前后文来看，冲脉还换了一种说法，说"冲脉者，为十二经之海"，说明冲脉既可以叫血海也可以叫十二经之海，这就是人体的四海。

我们分别来说四海，第一个说"胃为水谷之海"。"胃为水谷之海"是很容易理解的，每天的饮食水谷必须要经过胃，所以"胃为水谷之海"。

第二个"冲脉为十二经之海",又是"血海",为什么呢?因为冲脉在人体走行的部位比较多,它与足三阴经交会于人体小腿内侧的三阴交穴,上行到胸中又和手三阴经有联系,到了头面部和这些阴经又有联系。所以说冲脉和十二经脉在循行上或有相交、相会的关系,或有脉气相通之处,所以叫它"十二经之海",而且这十二经脉的气血都流注于冲脉,所以冲脉又叫"血海"。

"冲为血海"在临床上是很有指导意义的,比如《素问·上古天真论篇》认为女性月经来潮、闭经都和冲脉密切相关,原文说"二七,而天癸至,任脉通,太冲脉盛,月事以时下,故有子"。太冲脉就是冲脉,冲脉旺盛才会有月经。"七七,任脉虚,太冲脉衰少,天癸竭,地道不通,故形坏而无子也",到了49岁,任脉虚了,冲脉也衰了,所以"天癸竭",就没有月经了,也就不能怀孕了。

所以说"冲为血海",首先是和妇科密切相关的。民国名医张锡纯说过,"是以女子不育,多责之冲脉","冲脉无病,未有不生育者",说女子不孕症一般都是冲脉的问题,假如冲脉没有病,一般都不会不生育。临床上,妇科病不论在气还是在血,不管属于肝还是脾,只有冲任(冲脉和任脉)损伤以后,才会出现月经病、带下病、产后病。所以,调理冲任是每一个妇科大夫必须熟练掌握的,这就是"冲为血海"的含义。

第三个看"膻中为气之海"。

膻中,有人念shān中,有人念dàn中,应该是dàn中。"膻中为气之海",人体有个膻中穴,在两乳头连线的正中间,这个地方就是气海。《灵枢·五味》说："其大气之抟而不行者，积于胸中，命曰气海。出于肺，循咽喉，故呼则出，吸则入。天地之精气，其大数常出三入一，故谷不入，半日则气衰，一日则气少矣。"

这段话里头说到了"出三入一"，我在《吉林中医药》1988年第一期上面发表过一篇文章叫《何谓"出三入一"？》。我认为"出三入一"，"入"指的是"谷"，水谷之精气，每天吃喝的好东西，叫"入一"。"出三"，消化吸收以后出来三个，一个是营气，一个是卫气，第三个叫胸中的大气，也叫宗气。这是我个人的看法，到了1989年第三期，还是在《吉林中医药》有个专门的讨论，我又写了一篇《再论"出三入一"》。

"大气"是后世中医非常重视的一个学说，提倡"大气学说"的代表医家张锡纯，是清末民初衷中参西的医学大家。他曾经在沈阳做过我国历史上第一所中医院的院长，在天津也办过教育。"衷中参西"的意思，就是以中医为主要路线，但是要结合西医。我的一个研究生的毕业论文主题就是"张锡纯大气理论研究"，喜欢中医"大气理论"的朋友以后可以专门研究这个。

医圣张仲景在《金匮要略·水气病脉证并治第十四》中曰，"阴阳相得，其气乃行；大气一转，其气乃散"。胸中大气太衰弱了，水气不行就可以导致水气病，就是全身浮肿，水液代谢不好的一种疾病，这个时候要调理大气。

第四个海叫"脑为髓海"。

肾主骨生髓，但是脑是髓海。凡是和髓有关系的问题，从髓调理人体疾病的问题，一般都要运用这个理论来指导。

整个《灵枢·海论》论述了这四个海，阐述了经络的纵横关系，简要罗列了一些腧穴，但临床指导意义远远不止于此。

这四个海有余和不足会导致哪些问题？

"气海有余，则气满胸中，悗息，面赤；气海不足，则气少不足以言。"气海有余，其实就是指气运行不好，郁滞了。"气满胸中，悗息，面赤"，"悗"通"闷"，就是呼吸不利，脸色发红。气海不足，人就会气少，少到说话都没有力气。

"血海有余，则常想其身大，怫然不知其所病；血海不足，亦常想其身小，狭然不知其所病。"血海有余的人经常就有点飘飘然，感觉到自己身体很高大，认为自己即使有病也不是问题。血海不足的人，总想着自己体形瘦小，不知道自己得了什么病。

"水谷之海有余，则腹满；水谷之海不足，则饥不受谷食。"人吃得太多，或者消化能力不足，都会导致胃胀满。水谷之海不足，就会出现虽然饿，但是吃完以后不消化。

"髓海有余，则轻劲多力，自过其度；髓海不足，则脑转耳鸣，胫酸眩冒，目无所见，懈怠安卧。"髓海有余，则身轻如燕，感觉自己比平时都要好，都有力气，因为除了脑为髓海，骨也藏髓，骨里头有骨髓，所以会有力气。髓海不足，则眩晕、耳朵响、腿酸、眩冒。眩冒，"眩"是晕，"冒"通"帽"，就是感觉头上像戴了一个很重的东西，感觉头脑不清楚。"目无所见，懈怠安卧"，看不清楚东西，"懈怠"的意思就是乏力，老想躺着。

四海的有余和不足都会导致一些问题的出现。

25 幸福都是相似的，难受却各有各的难受之一

审察病机，无失气宜

现在讲病因病机篇。病因就是疾病的原因，病机就是疾病的机要，最重要的，也可以理解成为什么会出现这些表现，它的机理在哪里。

说到病机，中医学里有个最出名的"病机十九条"，出自《素问·至真要大论篇》，总共有十九条，所以俗称"病机十九条"。

"帝曰：愿闻病机何如？岐伯曰：诸风掉眩，皆属于肝。诸寒收引，皆属于肾。诸气膹郁，皆属于肺。诸湿肿满，皆属于脾。诸热瞀瘛，皆属于火。诸痛痒疮，皆属于心。诸厥固泄，皆属于下。诸痿喘呕，皆属于上。诸禁鼓栗，如丧神守，皆属于火。诸痉项强，皆属于湿。诸逆冲上，皆属于火。诸胀腹大，皆属于热。诸躁狂越，皆属于火。诸暴强直，皆属于风。诸病有声，鼓之如鼓，皆

属于热。诸病胕肿，疼酸惊骇，皆属于火。诸转反戾，水液浑浊，皆属于热。诸病水液，澄澈清冷，皆属于寒。诸呕吐酸，暴注下迫，皆属于热。"

这是一个名段，喜欢中医的朋友，慢慢去学，去悟，"病机十九条"在临床上很有指导意义。

这十九条里，论述肝、心、脾、肺、肾五脏病机的各一条，共五条；论述上、下病机的各一条，共两条；论述六淫病机的有十二条，加起来总共是十九条。但是在论述风、寒、暑、湿、燥、火六淫病机的十二条里，火有五条，热有四条，风、寒、湿各一条，唯独少了燥。所以，后来金元四大家之一刘完素补充了燥的病机，他说"诸涩枯涸，干劲皴揭，皆属于燥"，这样就让六淫邪气更加完备了。

现在把"病机十九条"用两节专门讲解一下。为了容易理解，我不按原文的顺序讲，而是归类讲，先讲五脏的病机。

第一条"诸风掉眩，皆属于肝"。

"风"，有外风，有内风。"掉，摇也"，"掉"的意思就是摇，头、四肢、手足摇动、震颤，程度有轻有重，轻的不被注意、不容易发现。"眩"就是"悬"，视物旋转或伴有眼前发黑，如坐舟船，像晕车晕船一样。有句话叫"风性主动"，头、四肢、手足眩晕、震颤、摇动，类似于风吹动，所以叫"诸风掉眩"。一般来说，这种风是内风，内风常见于阳盛、肝火旺。也可由阴虚导致，阴虚则阳偏盛，同时水不涵养木，水代表肾阴，木代表肝阳。所以肾阴虚、肝火旺更容易发生头晕目眩、耳鸣心慌，时间长了导致肝风内动，就出现眩晕、肢体动摇。从西医的角度来讲，多见于高血压、脑血管病。"诸风掉眩，皆属于肝"这一条非常符合临床实际，非常常见。

第二条"诸寒收引，皆属于肾"。

"收"就是"敛"，通常说注意收敛一下，"引"就是"急"，寒邪的性质就是收引。把"寒性收引"的内涵展开来说，寒在皮肤表现为无汗、恶风、全身疼；寒在筋骨，就会骨节疼痛，筋脉拘挛；寒在脏腑，可以拘急大痛、唇紫面青。为什么收和引的表现属于肾呢？因为寒和肾是相对应的，《素问·阴阳应象大论篇》说，"北方生寒，寒生水，水生咸，咸生肾"。阳气虚弱的根本在于肾，肾阳虚，内寒由此而生；即使没有生内寒，肾阳虚以后卫阳也会虚，这时候外寒就会乘虚而入。肾阳一虚，外寒、内寒都有可能发生，所以叫"诸寒收引，皆属于肾"。肾阳虚导致拘挛性的表现，在《伤寒论》里也有很多描述，好几个方证都提到过这个问题。

第三条"诸气膹郁，皆属于肺"。

"膹"，意思是"喘急"，气喘比较急迫，还有可能上逆。"郁"，指胸部痞闷，阻塞不畅。呼吸系统不好的人，喘气时会感到胸闷，所以叫"诸气膹郁，皆属于肺"。肺的宣发肃降功能受到影响，就会胸闷、呼吸喘急。可见于外感病，风寒、风热、外寒内饮、热邪壅肺、燥邪袭肺，或内伤病，肺气虚弱、痰湿壅肺等。

第四条"诸湿肿满，皆属于脾"。

"肿"是浮肿，"满"是胀满，不管身体哪个地方浮肿，都会出现胀满不适，即使眼皮肿，也会出现眼皮沉胀的感觉，其他部位更不必说了。"诸湿肿满"，湿和脾是对应的，湿邪容易影响到脾，因为它们均属土气，中医称为"同气相求"。外湿侵犯人体，容易引起湿邪困脾的症状，内湿一般是脾虚导致生湿、生痰。为什么会出现肿？脾属土，土克水，假如土虚不能制水，水邪就容易泛滥而肿。中医治疗脾虚水肿，有很多方子都是从脾入手，比如有个著名的方子叫实脾饮，"实"就是强壮的意思，用实脾饮来强壮脾胃，治疗脾虚水肿。治疗由外湿引起的湿邪困脾的水肿，中医有个名方叫五皮饮，化湿利水以祛外湿。

第五条"诸痛痒疮，皆属于心"。

"痛痒疮"，我的理解是轻的时候痒，重的时候疼，半轻半重时既痒又疼，指身上长疮、疖子、肿块等炎症性的东西，有可能是心火导致的。以前讲过多形性红斑的病例，身上起很多红斑，舌头、口腔有溃疡，是一种皮肤病，用清心火的方法治疗，效果就很好。但是也有很多后世医家对这一条提出疑问，"诸痛痒疮，皆属于心"，而心开窍于舌，假如没有口腔、舌头溃疡的表现，那么应该和心关系不大。所以部分医家认为这里的"心"应该是"火"，"诸痛痒疮，皆属于火"。这里可以灵活看待，假如病人爱着急、发火，舌头溃疡，可以从心论治；假如和心火联系不大，可能是其他的火，比如肺热，二说可以并存。中医有很多清火的方，比较有名的有黄连解毒汤、五味消毒饮，都是治疗"诸痛痒疮"效果比较好的名方。

接着讲六淫的病机。

先讲火，关于火的有五条。

第一条，"诸热瞀瘛，皆属于火"。

"瞀"一般解释为"闷"，满闷的意思，或指视物模糊，或指眩晕；"瘛"，指筋脉、肌肉拘急痉挛。"诸热瞀瘛"，应该是疾病进展的三个症状阶段。开始的时候，热不是很厉害，症状不明显，到一定程度后，视物昏花，心胸烦闷，再继续发展就会出现拘挛，高烧到一定程度，甚至会出现角弓反张（项背高度强直，使身体仰曲如弓状），眼睛上翻。所以说"诸热瞀瘛，皆属于火"。

第二条，"诸禁鼓栗，如丧神守，皆属于火"。

"禁"，是牙关紧闭，火邪炽盛，不仅会出现抽筋，还会牙关紧闭，像羊角风一样。"鼓"，两侧腮帮鼓起来。"栗"，战栗，发抖。火邪严重到一定程度，可以有这些表现。

第三条，"诸逆冲上，皆属于火"。

"逆"，是不顺的意思。"冲上"，火性炎上，火邪往上走可以有多种表现，包括气喘、恶心、呕吐、打嗝、眼睛红、眼睛疼，都叫"诸逆冲上"。

第四条，"诸躁狂越，皆属于火"。

有的火不导致眼睛红、牙疼、大便干等，而主要表现出精神类症状。如本来脾气很好，最近却出现坐卧不宁、烦躁。心火、肝火都会表现出此类症状。

第五条，"诸病胕肿，疼酸惊骇，皆属于火"。

"胕肿"，"胕"通"肤"，皮肤肿、脚背肿、肌肉肿。"酸"，肌肉酸痛。"惊骇"是心理表现，胆小害怕。一个人皮肤肌肉肿、疼、酸，心中惊恐，也是火的表现。

26 幸福都是相似的，难受却各有各的难受之二

审察病机，无失气宜

六淫病机中，关于热的有四条。

第一条，"诸胀腹大，皆属于热"。

"胀"，从外观上看，体积变大叫"胀"；从感觉上讲，胸胀、腹胀等症状，病人自己能感觉到，但是躯体可能没有明显变化，别人看不到。"腹大"，肚子大，人体的腹部分为上腹、中腹、下腹，上腹指胃脘部，中腹指肚脐周围，下腹指肚脐以下，又分小腹和少腹，中间部分叫小腹，两边部分叫少腹。"诸胀腹大"和上面所讲相比不是很常见，因为腹胀的病因可以是气、寒、湿，也可以是热。"病机十九条"说的"皆属于"，"皆"不是"都""全部"的意思，有时候可以翻译成"大部分"。像上面讲的皆属于五脏中的某脏，意为大部分属于某脏，还有皆属于火，意

为大部分属于火。这里的"皆属于热",可以理解成腹胀、肚子大有时候属于热。李中梓在《内经知要》里说"近世执此一句,因而误人不可胜数",《黄帝内经》说"诸胀腹大,皆属于热",悟性不高的人就会认为,只要腹胀、肚子大就是火、热,有时候就会误诊,所以李中梓说"误人不可胜数"。这一条要格外重视,腹胀的病因可以是热,但也经常不是热。比如积食生热,吃东西没消化,时间长了可以化热,表现出腹胀、口臭,脾胃湿热也可以表现出腹胀,但有时腹胀的病因也可能是寒凝或气滞。

第二条,"诸病有声,鼓之如鼓,皆属于热"。

人得了病,有时候会"有声",喷嚏声、咳嗽声、呕吐声、嗳气声、呃逆声、叹息声、呼吸声、肠鸣声等,都叫"诸病有声"。"鼓之如鼓",指叩诊,西医内科大夫临床诊断,常要对病人"视触叩听嗅":视,眼睛看;触,用手摸;叩,指左手压在受诊部位上面,用右手指敲击左手指;听,用听诊器听;嗅,用鼻子闻。现在临床大夫很少用这些,其实这些都是临床医生的基本功,有经验的大夫常借此发现问题。"鼓之如鼓",敲上去像鼓一样,一般属于热证,但也可能不是热证,一定要参照其他表现综合判断。比如打喷嚏、咳嗽吐痰,要看鼻涕、痰液是浓还是稀。

第三条,"诸转反戾,水液浑浊,皆属于热"。

"转",指躯体的转,身体转到了"反戾"的程度。"反"是角弓反张,表现为项背高度强直,身体仰曲如弓状。"戾"是曲,指身体屈曲不能仰伸。"诸转反戾"引申为身体躯干部位,特别是腰背部俯仰转侧不利,还泛指四肢肌肉挛急的病变。"水液浑浊","水液"指身体的一切液体,包括人体的体液和分泌物、排

世界上没有无缘无故的毛病　病因病机篇

泄液，如尿液、汗液、泪液、鼻涕、妇女的白带。如小便浑浊甚至是深黄色、红赤色、酱红色，痰黏稠、黄，白带发黄、黏稠，气味难闻，一般属于热。

第四条，"诸呕吐酸，暴注下迫，皆属于热"。

呕吐，以前讲过橘皮汤，陈皮配生姜，治疗恶心呕吐、手脚发凉、怕冷，那是胃寒。胃热同样可以导致呕吐，特别是吐酸，呕吐

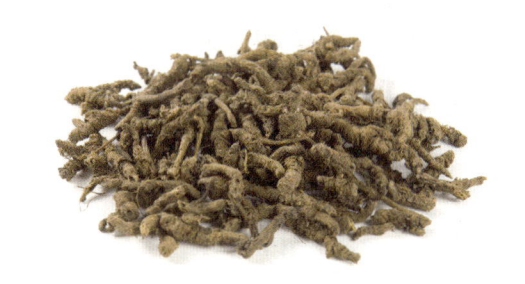

黄连

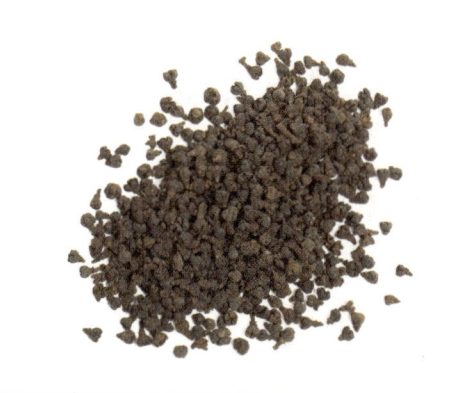

吴茱萸

酸水，还有吞酸，指酸水从食道往上反，没到口腔，反到半截就下去了，叫吞酸。呕吐的病因可以是寒或热，但经常是热。中医有个名方叫左金丸，黄连和吴茱萸的比例是6∶1，重用黄连治疗反酸，效果很好。"暴注下迫"，"注"的意思是灌注，"暴注"指急性的泻下；"下迫"，"迫"是急迫、逼迫，拉肚子急迫不可耐，立刻就得上厕所，并且排便后依然有便意，肛门部位有坠胀感，中医术语叫"里急后重"。

这种由于热邪导致的下利腹泻在临床很多见，医圣张仲景有名

139

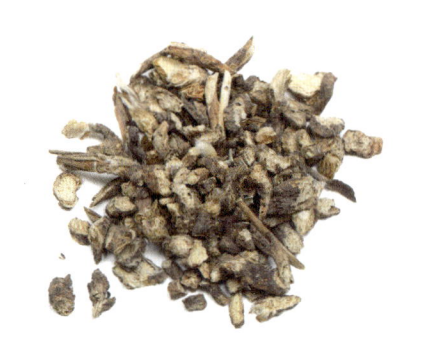

白头翁

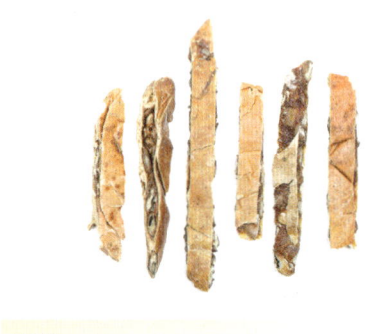

瓜蒌

方白头翁汤、葛根芩连汤，里面用了黄芩、黄连、白头翁等清火的药。以前举例子说过，有个腹泻17年的军官，爱着急，有肝郁、肝火，我给他用了痛泻要方，加上清火的白头翁汤、葛根芩连汤，三个小经方合方治愈了他17年的拉肚子。因此"诸呕吐酸，暴注下迫，皆属于热"很有临床价值。

接着讲湿，"诸痉项强，皆属于湿"。

"痉"是中医的病名，指强急的表现，特别是脖子僵硬，叫"痉病"。痉病可以属于湿，也可以属于风，还可以属于寒。属于湿，因为湿阻经络可以导致经络运行不畅，从而导致项背腰腿强硬、活动不利。再如湿热伤筋，《素问·生气通天论篇》说，"湿热不攘，大筋緛短，小筋弛长，緛短为拘，弛长为痿"。"大筋緛短"即指筋的拘急和收缩，湿热之邪留于筋脉不去，导致痉病的发生。医圣张仲景的《伤寒论》和《金匮要略》都提到了痉病，张仲景把它分为"刚痉"和"柔痉"。"太阳病，发热无汗，反恶寒者，名曰刚痉；太阳病，发热汗出，而不恶寒，名曰柔痉。"外受风寒，以寒邪为主，冷得厉害，但是没有汗，这种脖子硬、腰背不舒服，叫"刚痉"；外受风寒，以风邪为主，怕冷不厉害，还出汗，这种情况下出现脖子僵硬、腰背不舒服，叫"柔痉"。"刚痉""柔痉"治疗方法不一样，张仲景治疗"刚痉"用葛根汤，"柔痉"用瓜蒌桂枝汤。所以痉病可以属于湿、风或寒。

风，"诸暴强直，皆属于风"。

"暴"，意为突然的、迅速的，突然出现了强直的病，"强"通"僵"，指硬挺、不能活动的状态；直和曲相对，指体直不能屈伸；"强直"指骨关节、筋脉、肌肉出现强劲不柔和，僵直难以屈伸，不能随意活动的病证。风性善行数变，凡是突发的病，中医一般都认为是风。风有外风与内风之分，有时内风是因外风引动而发。

风邪可以侵袭经络，外风侵袭足太阳膀胱经，就会导致"诸暴强直"，出现"刚痉"或"柔痉"。《素问·热论篇》说，"伤寒一日，巨阳受之，故头项痛腰脊强"，"巨阳"就是足太阳膀胱经，伤寒第一天，外邪侵犯了足太阳膀胱经，便会出现脖根疼、腰脊强，腰和背都强直不舒服。

内风，一般指肝阳化风、肝阳上亢。《素问·六元正纪大论篇》说，"木郁之发……甚则耳鸣眩转，目不识人，善暴僵仆"。"木郁"就是肝郁，肝郁到一定的程度会化风，出现耳鸣头晕、目不识人，"善暴僵仆"就是身体突然发僵，甚至摔倒，这就是内风。内风可以由外风引动，脑血管病经常在人生气的时候发作，也可以在受风寒的时候发作。

再看寒，"诸病水液，澄澈清冷，皆属于寒"。

人身的分泌液、排泄液，包括汗液、痰液、嚏液、白带、乳汁、月经，乃至疮疡的脓液、手术后的引流液、尿液、大便中的液体都叫水液。"澄澈清冷"就是透明、清稀、寒冷的状态，凡是"清冷"的水液，均属于寒，与刚才讲的浑浊不清的水液正相反，医生用温热的治法就能改善症状。比如过敏性鼻炎，鼻涕清冷的是风寒，嘱咐病人多穿衣服，注意保暖，多吃热性的东西，并用疏风散寒、辛温通窍之法治疗，效果就很好。

再讲上下的病机，属于上下病机的有两条。

第一条，"诸痿喘呕，皆属于上"。

以前讲过《素问·痿论篇》，"痿"，一般理解为四肢松弛、痿软无力，甚至肌肉萎缩。但四肢痿软无力和后面的"喘呕"关系不大，所以有的医家认为"痿"在这儿应该是"肺痿"。我个人也倾向于这个解释，因为肺痿就可以出现喘呕。呕和吐，严格讲还不一样，有声无物为呕，有物无声为吐，既有物又有声叫呕吐，这个其实不用较真。"诸痿喘呕，皆属于上"，应该是病在肺，因为一个人喘得厉害也容易引发呕吐，当然也可以是肺胃同病。

第二条，"诸厥固泄，皆属于下"。

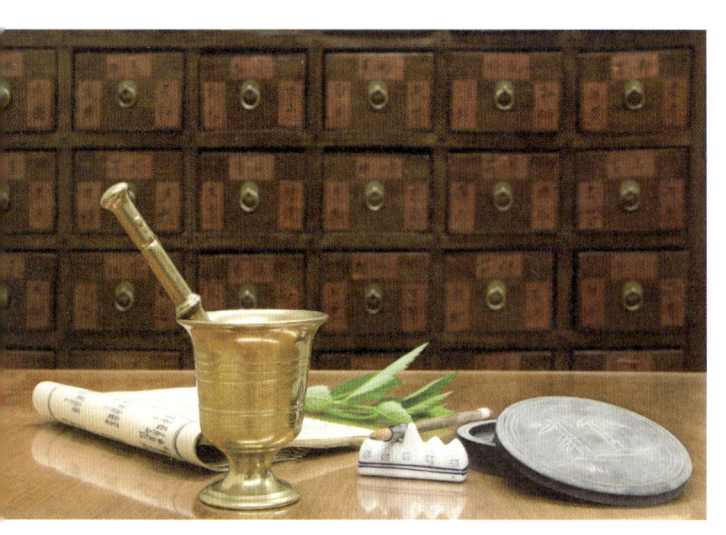

以前提到过几次"厥"，一种"厥"是突然晕倒、不省人事，甚至暴亡，如《素问·调经论篇》说的"大厥""厥则暴死"，《素问·厥论篇》说的"令人暴不知人"；另外一种常见

的"厥"是手脚凉；还有一种"厥"是气机不顺，如气上逆可以叫"厥"；厥还分为寒厥和热厥。"固"，指大小便不通，无论是大便还是小便不利都叫"固"；"泄"是大小便不禁。大小便正常，则是该固的时候固，该泄的时候泄。"厥固泄"，联合起来看，应该是肾的问题，"皆属于下"，肾虚可以导致手脚凉，也可以导致手脚热，还可以导致便秘、小便不通，还可以导致腹泻、尿频、漏尿。

《黄帝内经》说完以上的"病机十九条"，又总结说，"故大要曰：谨守病机，各司其属，有者求之，无者求之，盛者责之，虚者责之，必先五胜，疏其血气，令其调达，而致和平，此之谓也"。医生在临床一定要谨慎地认清病机，"各司其属"，热就是热，寒就是寒，属于心的就是心病，属于肺的就是肺病。"有者求之，无者求之，盛者责之，虚者责之"，医者要分清虚实，若虚实分不清，治疗动手就错。"必先五胜"，要用五行的学说来分析其中的态势。"疏其血气，令其调达，而致和平"，要让气血通畅到达一种和平的状态。

诊法篇

没有现代设备,古人是怎么诊病的?

27 看脸不是相面

精明五色者，气之华也

现在开始讲诊法篇。中医的诊法，四个字——望闻问切，这里讲望诊。

中医的望诊从全身来讲，分为望神、望色、望形、望态；从局部又分为望头面、望五官、望躯体、望四肢、望二阴、望皮肤；从排出物来看，要望病人的痰、鼻涕、唾沫、呕吐物、大小便；小孩儿要望指纹，3岁以下的孩子是不号脉的；还有非常重要的一块就是望舌，中医叫舌诊。现在主要讲望面色。

中医的看面色可不是相面，不是封建迷信。《铡美案》包拯的老戏词里头有两句，"我观你左眉长来右眉短，左膀高来右膀低。眉长眉短有儿女，左膀高右膀低你定有前妻"。显然不是中医的诊法。中医的望诊里，望面叫面诊。

中医为什么要强调望诊呢？《灵枢·本藏》说，"视其外应，以知其内脏，则知所病矣"，通过观察外部反应，可以知道内部脏腑的一部分问题，知道疾病的所在。

《黄帝内经》中关于面部望诊有两个著名的段落，先看第一大段。

《素问·脉要精微论篇》说："夫精明五色者，气之华也。赤欲如白裹朱，不欲如赭；白欲如鹅羽，不欲如盐；青欲如苍璧之泽，不欲如蓝；黄欲如罗裹雄黄，不欲如黄土；黑欲如重漆色，不欲如地苍。"

第一句"夫精明五色者，气之华也"，这句话是中医非常有名的话，"精明"是眼睛，看眼睛有没有神，有没有光彩。五色指面部的颜色、气色。"气之华也"，是指人的元气、正气，体质在外表的体现叫"气之华也"。

这段原文是打了个比方，意思是每个人的脸色不一样，青赤黄白黑，有人天生就黑一点，有人白点，有人就黄点。不怕黑，也不怕黄，只要健康就好。

黑的健康脸庞是什么样的？红的健康脸庞是什么样的？黄的健康脸庞是什么样的？它打了几个比方。比如说"赤欲如白裹朱，不欲如赭"，正常的脸庞的红色是"白裹朱"，"朱"就是红，正常的红色应该是白里透红，叫"白裹朱"；"不欲如赭"，不像那种没有光泽的深红色，有味中药叫代赭石，是一种深红色的矿石，大家去药店找来看一下，就明白了。

这里是隐喻，概括地说，一个正常人，或者尽管有点病，但是病得不重的人，他的脸色无论是青赤黄白黑哪一种，只要是光明和润泽的，就是"善色"。面色是"善色"的人，即使得病，往往也是比较轻的病，或者是新得的病，或者是阳证，这个病也比较好治，预后也比较好，所以叫"善色"。这里打的几个比方都是说，青赤黄白黑都有正常颜色和不正常颜色。

这一段主要是指平人，用正常人的面色来打比方，还有一段是拿病人打比方，我们把这两段对比着来讲。

《素问·五藏生成篇》说："五脏之气，故色见青如草兹者死，黄如枳实者死，黑如炲者死，赤如衃血者死，白如枯骨者死，此五色之见死也。青如翠羽者生，赤如鸡冠者生，黄如蟹腹者生，白如豕膏者生，黑如乌羽者生，此五色之见生也。"

上面说"善色"，脸色无论是青赤黄白黑，哪一种都没问题，只要脸色一贯如此，而且光明润泽，就是"善色"。假如一个病人面色异常，出现了青赤黄白黑，而且是枯槁晦暗的，就是"恶色"，说明病情较重，脏腑精气比较虚弱，多见于久病、重病和阴证。

大家将这两段话宏观对比一下，知道含义就行了。学习经典，有些地方没必要非得搞清楚，比如：这个翠羽是什么样的？鸡冠是什么样的？螃蟹的肚子是什么颜色的？不一定非要拿这个做参照，只要理解这个总的含义就行了。什么叫"善色"？什么叫"恶色"？光明润泽的是"善色"，枯槁晦暗的就是"恶色"。

望诊首先看面部的颜色，而且还可以再细分，比如《素问·刺热篇》说，"肝热病者，左颊先赤；心热病者，颜先赤；脾热病者，鼻先赤；肺热病者，右颊先赤；肾热病者，颐先赤。病虽未发，见赤色者刺之，名曰治未病"。

这一段以面色红为例，面部每个地方的红代表的含义不一样。"肝热病者，左颊先赤"，"颊"指腮帮子。"心热病者，颜先赤"，"颜"是额头。"肾热病者，颐先赤"，"颐"是下颌，这个从古书《说文解字》或者《方言》里面都能找到依据，如果把"颐"再解释成腮帮子那就错了，因为前面已经有左颊、右颊了。

为了方便记忆，我编了两句话，"额心鼻脾下颌肾，右腮主肺左腮肝"，额头代表心，鼻子代表脾，下颌代表肾，右腮代表肺，左腮代表肝。

这个在临床上是有意义的。比如说年轻人长痤疮，有的人痤疮主要长在额头上，这是心火旺，就要清心火，用莲子心、栀子、黄连，还可以用张仲景的泻心汤。假如痤疮是右腮比较明显、比较多，"右腮主肺左腮肝"，就要清肺热，用连翘、黄芩，有个方子叫枇杷清肺饮，也可以用。假如主要是长在鼻头，"额心鼻脾下颌肾"，那是脾胃的问题，有个名方叫泻黄散，黄代表脾胃，用泻黄散泻脾胃火。假如下颌老起痤疮，其他地方不是很明显，就是肾中虚火妄动，可以用知柏地黄丸、知柏地黄汤。所以，面色分部诊是有实际意义的。

面部颜色的变化代表的含义是不一样的，《素问·举痛论篇》说，"五脏六腑固尽有部，视其五色，黄赤为热，白为寒，青黑为痛，此所谓视而可见者也"，五脏六腑在面部各有所主的地方。

简要地归纳一下五色主病：

赤色，面部红主热证。白色，面白往往主虚证，血虚、气虚、阳虚，还有寒证和失血。黄色，面黄主脾虚和湿证，脾虚和湿证是紧密相连的，脾虚就容易生湿，湿邪也容易困脾。青色，面部出现明显的青色，代表寒证、气滞血瘀、疼痛或者惊风，惊风一般都是热闭心神。黑色，面色特别黑，主肾虚、寒证、水饮、瘀血、痛证，特别是有剧痛。

以上是面部望诊的主要内容。有一个学说叫全息理论，认为人体的一个局部可以反映整体，将望诊分部理论研究得更细。关于面部的分区所主，在《灵枢·五色》也有一段，说得更详细。

"庭者，首面也。阙上者，咽喉也。阙中者，肺也。下极者，心也。直下者，肝也。肝左者，胆也。下者，脾也。方上者，胃也。中央者，大肠也。挟大肠者，肾也。当肾者，脐也。面王以上者，小肠也。面王以下者，膀胱子处也。"

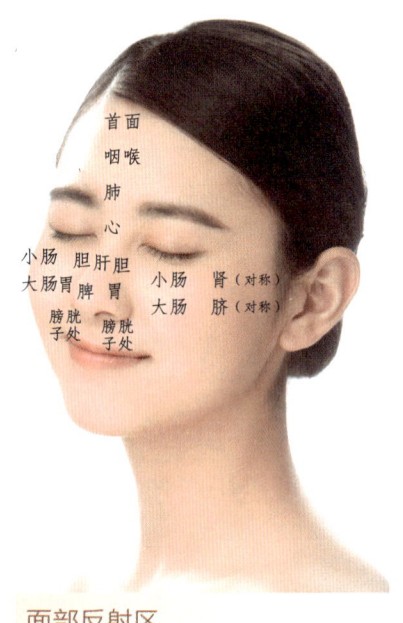

面部反射区

这一段是说，五脏六腑在面部都有一个对应的反射区。比如面部"天庭"，就是额部，是人体头部和面部组织的反射区。天庭直下、眉心直上的"阙上"是咽喉反射区。眉心，就是"阙中"，是肺的表现区。阙中直下的鼻根部，叫"山根"或者"下极"，是心的外部显象区。鼻根直下的"鼻柱"是肝脏的反射区。鼻柱两边区域是胆反射区。鼻尖叫"面王"，是脾反射区。鼻尖两侧的鼻翼，即"方上"，是胃反射区。鼻翼的外侧颧下叫"中央"，是大肠反射区。大肠外侧的"挟大肠者"是肾反射区。鼻尖区水平线上方、胆区外下方是小肠反射区。鼻尖以下"人中"穴位是膀胱和生殖器的反射区。五脏六腑的虚实及相克变化，可以通过脏腑在面部相应反射区所表现出的气色进行辨别。

28 望诊不仅仅是看脸

有余不足，形之盛衰

1992年我曾经在非洲用中医中药治疗艾滋病，在那儿给人看病一年多，我很有感触的一点是，望面很难。

中医的望诊不仅仅是看脸，有人讲手诊，看手；有人讲虹膜诊断，看眼睛；有人讲甲诊，看手指甲。还有人延伸出来一些新的望诊，比如说背部诊断，罐诊，拔完罐以后看罐印颜色的变化。《素问·脉要精微论篇》还提到了看头、看背、看腰、看膝关节、看骨、看站立行走的状态，判断骨头的状态，中医的望诊涵盖的范围非常广。

中医望诊中，有一个特殊的诊断方式——舌诊。舌诊是中医望诊里面最重要的内容。学习中医一定要先学习最重要的，学康庄大道，而不是先学偏门。

关于舌诊，《黄帝内经》首先奠定了一些理论基础，如关于舌的形态，包括舌的颜色，均为后世舌诊学的完善奠定了基础。如

《素问·刺热篇》说，"肺热病者，先淅然厥，起毫毛，恶风寒，舌上黄，身热"，无论是上呼吸道感染，还是中医说的外感，受风受寒，先"淅然厥"，"淅然"是形容词，"厥"是手脚凉，"起毫毛"，皮肤汗毛都会感觉到那种凉，"恶风寒"，怕风怕冷。但是很快这种风寒就可能入里化热，所以叫"肺热病"。化热以后就会舌上黄，身体发热。

这里简要介绍一下中医的舌诊。

看舌的注意事项：

一是光线，不能在昏暗的或者有颜色的灯光下看舌。二是注意染色的情况，有人刚喝过橙汁，舌苔是黄的，病人不说，大夫又没经验，就会判断失误。刚喝了牛奶容易染上白色，包括吃核桃、瓜子、花生、橄榄、酸梅及吸烟，都可以使舌染色。三要注意是否刮过舌苔，有人早晨刷牙的时候喜欢刷舌头，把舌头刷得干干净净，如果医生不问，也会导致误诊。这都是看舌苔之前的注意事项。

舌诊主要分为看舌质和看舌苔。

舌质就是舌头的本体，舌苔就是舌头上面厚厚的或者薄薄的一层苔。看舌质与舌苔的目的不一样，看舌质主要是辨五脏的虚实，看舌苔主要用来判断邪气的深浅。所以有一句话叫"辨舌质可决五脏之虚实，视舌苔可察六淫之浅深"。

正常人的舌头可以用六个字来描述，淡红舌薄白苔。

正常舌头，舌体比较柔软，活动自如，颜色淡红明润，舌苔薄白均匀。舌苔少是阴虚，舌苔太厚是湿气太大或者积食不化。正常人的舌象还可以因生理因素而略有差别。比如说年龄，年纪越大舌头越暗，因为血液循环不好。女性经期舌会偏红。人的体质禀赋不一样，舌也会有差别。一般来说，人胖舌头也会胖；人瘦舌头也会瘦小。

有些看起来异常的舌苔是先天性的。比如说裂纹舌，舌头上有裂纹代表阴虚，但有的人天生就这样，临床意义就不大。受气候环境的影响，人的舌头也会有所变化。比如某个地区梅雨季节经常下雨，人们体内都会有湿气，舌苔就会厚，齿痕就会多。

正常的舌是淡红色的，接下来谈异常的舌头颜色代表的临床意义。

红绛舌。一个人的舌头假如不是淡红，而是比正常红，甚至是鲜红的，代表有火，火还分为实火和虚火，要结合四诊综合分析。舌头越红则火越大，舌头再红就是绛色，比红舌颜色更深，或者略带暗红。绛舌代表里热亢盛或者阴虚火旺。

紫舌。整个舌头都是紫色，或者局部有青紫色的斑点，代表血流不畅，一旦出现瘀斑瘀点，瘀血就更为明显。有的时候，中医不用问诊，也能看出来一部分问题。假如舌头上瘀点、瘀斑很多，代表体内有瘀血，中青年女性往往会出现月经不调，一般是月经有血块、月经延期甚或闭经；"不通则痛"，病人会痛经。瘀点、瘀斑特别多的，也可能是肿瘤，往往在疾病和症状出现之前，舌头已经有征兆了。

再看舌形。舌的形态，包括老和嫩，胖和瘦，有没有裂纹，有没有点刺。

老嫩。舌头像年纪很大的人的皮肤一样，纹理粗糙、皱缩、不柔软，叫苍老舌。苍老舌又叫老舌，多见于实证。反过来，舌头纹理细腻，浮胖娇嫩，像小孩的皮肤一样，叫娇嫩舌，多见于虚证。

胖瘦舌。胖舌，比正常的舌头大，而且厚，伸舌满口。有的人能明显感觉到舌头太大不舒服，说话时舌头转动不灵活，这是胖大舌。胖舌主水湿内停，体内湿气大，或者有水饮。舌头胖大严重的就是肿胀舌，舌头肿大满嘴，甚至不能缩回去，不好闭口，感觉像肿了一样，从现代医学的角度看，往往见于甲状腺功能减退、肢端肥大症、慢性肾病的尿毒症、急性中毒、饮酒过多。

舌头如果比正常舌瘦小而薄，叫瘦薄舌，往往是气血两亏或者是阴虚火旺。舌头特别瘦小的叫瘦瘪舌，代表心脾两虚，在西医多见于慢性消耗性疾病，比如严重的肺结核、肺心病合并感染、恶性贫血、胃肠道吸收障碍、晚期肿瘤等。

点刺舌。点是舌面上凸起的红色或者紫红色的星点，大的叫星，叫红星舌，小的叫点，叫红点舌。刺，舌乳头凸起如刺，有的摸上去碍手，是红色的或黄黑色的，叫芒刺舌。点刺都表示体内脏腑热极，或者是血分热盛。多见于高烧、肺炎等。经常吃粗渣的食物，像甘蔗一类，也可以见芒刺。

裂纹舌。舌头上面没有舌苔覆盖，有裂纹、裂沟。一般是邪热炽盛、阴液亏虚或者血虚不濡。总而言之，肯定有阴虚或者血虚。

齿痕舌。齿痕舌有牙印，主脾虚和水湿内停。如果齿痕、牙印特别多叫裙边舌，像女孩子穿的裙子的边一样。齿痕舌在西医可能是营养不良，比如说蛋白质缺乏，但是不绝对。齿痕舌还有先天性的、遗传性的，属于正常或病情较轻。

舌态，就是舌体的动态。

正常人应该舌头伸缩自如，运动灵活。病理的舌态，有痿软、僵硬、吐弄，病危可见短缩舌。

痿软舌，舌头软弱无力，不能随意伸缩，一般是气阴两虚或者气血两亏。

僵硬舌，舌失柔和，屈伸不利，或不能转动，板硬强直，一般是高热，热入心包，或高热伤津，或风寒阻络。

歪斜舌，舌头往一边歪，伸出后不在正中间，一般是中风或中风先兆。

颤动舌，舌头伸出后颤动，轻时仅是伸出时颤，重时不伸也抖颤，一般是肝风内动的征象。

吐弄舌，多见于小孩，把舌头当小玩意儿，经常吐弄舌头，一般是心脾有热，也可见于小孩智力发育不全。

短缩舌，舌体卷短、紧缩，不能伸长，一般是病危的表现。

这些是看舌质，舌诊另外一大部分是看舌苔。舌苔，先看苔质，舌苔的质地，包括它的厚薄、润燥、腻腐、剥脱等。

厚薄，舌苔越厚邪气越重，正常人是薄白苔。

润燥，舌苔上边润，水分比较多，伸出舌头，水像要滴下来一样，手摸湿滑，叫水滑苔。舌苔干燥，摸上去没有津液，甚至舌苔干裂，这种情况在临床很多见，叫干燥苔。注意不是裂纹舌的舌质裂，而是舌苔干裂。如果苔质比较粗糙，摸上去碍手，叫糙苔。

腻腐，腻苔是苔质致密，颗粒细小，但是融合成片，像抹了一层油一样紧贴着舌面，很难刮掉，叫腻苔。假如颗粒较大，像豆腐渣一样轻易能刮掉，叫腐苔。

剥脱苔，舌苔掉一块或掉几小块，叫剥脱苔，一般是胃气不足，胃阴枯竭，或者是气血两亏，身体比较虚弱。

再讲舌苔的颜色，主要分白苔、黄苔、灰黑苔三种。

白苔，可以是正常的，也可以是表证、寒证、湿证，偶尔见于热证。

黄苔，舌苔黄是热证和里证，程度有淡黄、深黄和焦黄之分。舌苔黄往往和红绛色同时出现，代表体内有火。

灰黑苔，灰和黑程度不一样。分三种情况，一种是寒极，一种是热盛，两者是相反的，都可见灰黑苔。还有一种情况是长期滥用化学药品，维生素、抗生素、激素长期滥用可导致舌苔发黑，这种情况对中医辨证意义不大。

还有舌头发麻，一般是气血亏，或血液黏度太高。

29 闻是用鼻子闻吗？

以治无过，以诊不失

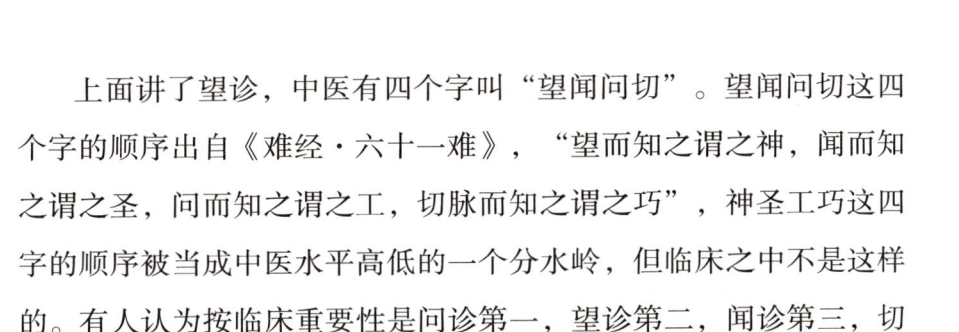

上面讲了望诊，中医有四个字叫"望闻问切"。望闻问切这四个字的顺序出自《难经·六十一难》，"望而知之谓之神，闻而知之谓之圣，问而知之谓之工，切脉而知之谓之巧"，神圣工巧这四字的顺序被当成中医水平高低的一个分水岭，但临床之中不是这样的。有人认为按临床重要性是问诊第一，望诊第二，闻诊第三，切诊第四，但不绝对。总而言之，不要把这四字的顺序当成中医大夫水平高低的评价标准。

这节讲闻诊。

《素问·阴阳应象大论篇》说，"善诊者，察色按脉，先别阴阳，审清浊而知部分；视喘息，听音声，而知所苦"，一个好的大夫，望诊号脉，先区分阴阳。"审清浊而知部分"，看气色是明亮还是灰暗，而且要和五脏部位相对应，上面讲了"额心鼻脾下颌肾，右腮主肺左腮肝"。"视喘息，听音声，而知所苦"，主要是讲的闻诊。病人气喘,呼吸声异常,我们要认真听病人的声音来诊断。

《素问·阴阳应象大论篇》提出五音、五声应五脏的理论,有些人搞音乐疗法,同样也是通过相应的外在声音表现来辨别体内五脏精气的盛衰。

《素问·脉要精微论篇》说,"五脏者,中之守也。中盛藏满,气胜伤恐者,声如从室中言,是中气之湿也;言而微,终日乃复言者,此夺气也;衣被不敛,言语善恶,不避亲疏者,此神明之乱也"。

"五脏者,中之守",五脏所藏之精气守持于内,是生命活动的主宰,藏而不泻,宜守不宜失,所以称"中之守"。后几句都是讲闻诊。发音重浊不清,"声如从室中言",像隔着房子发出的声音,是中焦湿阻导致的实证;"言而微,终日乃复言者",音声低微,言语不接续,多属虚证。前一句是中焦湿阻的实证,后一句是虚证。"言语善恶,不避亲疏",不管谁在跟前,什么都敢说,言语不加避讳,反映了患者精神、思维混乱,中医称为神明失常。

闻诊包含两方面含义,一是耳朵听,耳闻目睹。二是鼻子闻。西医说"视触叩听",中医说"望闻问切"。西医内科学讲的听和嗅,在中医里概括为闻。张仲景《伤寒杂病论》的闻诊内容较丰富,闻呼吸、语言、咳嗽、喘息、喷嚏、悲哭、呵欠、呕吐、嗳气、肠鸣、腥臭等声音和气味。

这里简要归纳一下,把闻诊分为听和嗅。听,包括听声音、听语言和听呼吸。嗅,就是嗅气味。

一是听声音。

声音高低。在疾病状态下，一个人语声的高低有不同含义。语声高亢、洪亮有力、声音连续者，多属阳证、实证、热证。语声低微、细弱、懒言而沉静、声音断续者，多属阴证、虚证、寒证。语声重浊者，称为"声重"，一般为外感风寒，或湿浊阻滞导致肺气不宣、鼻窍不通。

喑哑和失音。声音哑甚至不能发声是什么原因？新病喑哑和失音者一般属实证，外感风寒、外感风热、痰湿壅肺等，中医称为"金实不鸣"。古代敲钟，当钟里填满东西再敲击时，钟不怎么响即"金实不鸣"。久病喑哑和失音者多半属虚证，中医称为"金破不鸣"，同样是钟，钟已缺损，再敲击声音一定不怎么响。

呻吟。由于疾病发出的痛苦声。新病呻吟，声音高亢有力，多为实证剧痛。久病呻吟，声音低微无力，多为虚证。临床要结合望诊，比如说呻吟时摸腹，一般为腹痛或者脘痛。如果托腮就是牙疼。

喷嚏。新病喷嚏兼有恶寒发热、鼻流清涕，一般为外感风寒，称为表寒证。久病阳虚之人突然出现喷嚏是好现象，一个人本是阳虚，怕冷厉害，这时打喷嚏，说明阳气旺，为"阳气回复"，病有好转的趋势。

打哈欠。正常人困了会打哈欠，这不算病态。如果不拘时间，哈欠频频不止，中医叫"数欠"，一般是阳虚。《伤寒论》说，"少阴之为病，脉微细，但欲寐也"，是肾阳虚严重，一般表现为脉很弱，经常想睡觉，自然会打哈欠。

二是听语言。

谵语。谵语是神志不清，语无伦次，声高有力，一般是实证，

《伤寒论》称为"实则谵语",一般是邪热内扰神明。

郑声。神志不清、语言重复、时断时续、语声低弱,一般是虚证。《伤寒论》说"虚则郑声",一般是疾病的危重阶段。

独语。自言自语、喃喃不休、见人语止,可能看见人就不说了,首尾不续,前言不搭后语,多是心气虚弱、神气不足,或气郁痰阻、蒙蔽心神,属阴证,多半属抑郁症或者癫痫。

言謇。虽然神志清楚、思维正常,但是吐字困难、吐字不清,一般是风痰阻络,或者中风先兆,或者中风后遗症。

三是听呼吸。

喘。如果喘,发作急,呼吸深长,息出声高,唯以呼出为快者为实喘。如果喘但势缓,呼吸短浅,急促难续,息微声低,唯以深吸为快,且动则喘甚者为虚喘,一般是肺肾虚或者心阳虚的表现。

哮。哮、喘通常并说,但哮和喘不一样。哮是喘的时候喉间有哮鸣音,像吹哨子一样,一般是痰饮内伏。

气短。气短有虚实之别,虚证的气短,一般形体比较消瘦,神疲,精神状态差,声低息微。实证的短气,呼吸声粗,胸部胀闷。

咳嗽。如果咳嗽声音重浊沉闷,多属实证。咳嗽声音轻清低微,多属虚证。咳嗽声不扬,即发不出声,且痰稠色黄,为热证。干咳无痰,一般是阴虚或者燥邪犯肺。

顺逆。即打嗝。打嗝频作,高亢而短,其声有力,多属实证。嗝声低沉,声弱无力,多属虚证。如果是突发呃逆,声音不高不低,也无他病,一般是饮食刺激或偶感风寒,一时胃气上逆,短时间内会自行恢复。

嗳气。嗳气是胃中气体上出咽喉,发出一种深长而缓的出气声的症状。假如嗳气酸腐，一般是宿食内停，消化不好。嗳气频作、响亮，嗳气以后腹胀减轻者多是肝气犯胃，属于实证。

闻诊除了听还有鼻子的嗅，再讲嗅气味。

口气。最常见，也叫口臭。口臭有几种原因：口腔不洁，不刷牙；龋齿、便秘、消化不良也会引起口臭；如果口中酸臭，且食欲不振，腹胀，一般是肠胃积食。口臭严重者一般是胃热，要清胃热。

汗味。汗出腥臭，一般是暑热火毒。痰腥臭者为肺痈，热毒炽盛，由肺热导致。鼻流浊涕，腥臭像鱼脑为鼻渊。鼻流清涕，没有气味为外感风寒。

二便。大便酸臭难闻，多是肠有郁热；大便溏泻而腥，多是脾胃虚寒；大便泄泻且臭，夹杂未消化食物，一般是伤食。小便黄赤浑浊、有腥臭味，一般是膀胱湿热；小便甜，有烂苹果味，一般是糖尿病，中医称为"消渴"。

妇科气味。月经较臭多为热证。带下黄稠臭秽多是湿热。带下清稀而腥者，多属寒湿。崩漏或带下奇臭，且颜色异常，常见于癌症。产后恶露臭秽多属于湿热或湿毒下注。

呕吐物。呕吐物清稀无臭味多是胃寒。气味酸腐臭秽者多属胃热。呕吐未消化食物，气味酸腐者为积食。呕吐脓血而臭多是有溃疡。

病室气味。即病人房间中有明显异味。病室有血腥味多因为出血，病室有腐臭气味，病者一般有疮疡，常年卧病在床的病人要小心褥疮，需要经常翻身，有无褥疮是照护好坏的指标之一。房间里有尿臊味是氨气的味道，一般是肾衰。烂苹果味的是酮体气味，是糖尿病危重症。

30 一天之中什么时候号脉比较好？

阴气未动，阳气未散

"望闻问切"的"切"主要指号脉，广义的切还包括触摸其他地方，如切尺肤、肌肉等，但切诊里最重要的就是号脉。

中医号脉一定要有脉诊垫，医生把手腕放在垫子上，这个垫子也叫脉枕。脉枕的材质包括布棉、皮革，古代脉枕还有漆器材质，上面还有精美图画。我在江苏一个博物馆见过漆器的脉枕，下面有个小抽屉可以放些针，放些中医出诊用的小东西。中国中医科学院有非常精致的瓷器的脉枕，上面有名人字画。有的瓷脉枕中间是镂空的，夏天用比较凉爽。

对于号脉，大家可能感觉比较神秘，人们对于号脉常有两个极端态度。

一个极端态度是认为中医太神奇，一号脉就什么都知道。我当大夫几十年，也见过不少这样的人。大夫问他："你怎么不好？"他会说："你说我怎么不好？你是中医，你应该一号脉就能知道。"曾有人说自己号脉很神奇,不仅知道你小时候得过什么病,连你舅舅得过的病都知道。我认为那不是医学,假如真的那么准,那可能是特异功能。还有人千里迢迢跑到北京来跟人学号脉,说某某人一号脉就知道血压的数值。先不评价它的准确度如何,血压计一量不就知道了。

另外一个极端态度是完全不信,中医号的脉不就是一条动脉嘛,怎么三个手指分出来还能不一样呢?哪有那么神奇。

所以在讲号脉以前,首先要客观公正地看待中医的号脉。怎么客观公正呢?

第一,不能神化。不要认为中医一号脉什么都知道,中医从来没说过这句话。为什么要说"望闻问切"四诊合参,要四种诊法综合参考得出对疾病的诊断,而且为什么说"望闻问切"?因为由于历史条件所限,古代中国所有的诊断手段共这四种。现代科技的检查手段很多,如化验、CT、核磁、心电图等,有些人认为中医不应该用这些,这太狭隘,中医学不是这么狭隘保守的,"望闻问切"的真正含义在于要用眼下可能的一切手段帮助我们综合分析、诊断病情。

第二,不可全面否定。比如同样一种疾病,脉弦有力是实证,如果用补法,不仅效果不好,还可能使病情加重。脉沉细无力而用攻法、泻法、清火或利湿等,都是南辕北辙。

很多人一看某个中医大夫号脉能说出一些症状,就认为这是最高明的中医,这其实是一种偏见。什么是最高明的中医?判断一个中医大夫水平高不高,靠的是疗效,而不是能不能通过号脉说准症状,疗效才是衡量一个中医高明不高明的金标准。

说到号脉，现在主要讲正常的脉象是什么样的。

《素问·平人气象论篇》说："黄帝问曰：平人何如？岐伯对曰：人一呼脉再动，一吸脉亦再动，呼吸定息，脉五动，闰以太息，命曰平人。平人者不病也。常以不病调病人，医不病，故为病人平息以调之为法。"

"人一呼脉再动，一吸脉亦再动"，"再"即两次。正常人呼吸时，一呼气脉跳两次，一吸气脉跳两次，在呼气和吸气交接时跳一次，共五次。"闰以太息"，"闰"就是余，像闰月，闰月就是多出来的一个月。"闰以太息"，即呼和吸之间跳一次。这是正常人的脉动次数，中医称为"平人"，即健康无病之人，所以说"平人者不病也"。"常以不病调病人"，医生的呼吸、心跳、脉搏要正常，如果不正常，在给病人号脉时会出现偏差，所以大夫给人号脉的前提是"医不病"，"故为病人平息以调之为法"，即医生一定要平心静气，调整好呼吸。

这是比较科学的，因为正常人的呼吸一分钟一般是16～18次，每次呼吸脉动应该是4次，有时是5次，正常人的脉搏次数每分钟是70～90次，所以《黄帝内经》所讲和现代所说基本吻合。

一天之中在什么时间段号脉比较好？

《素问·脉要精微论篇》说，"黄帝问曰：诊法何如？岐伯对曰：诊法常以平旦，阴气未动，阳气未散，饮食未进，经脉未盛，络脉调匀，气血未乱，故乃可诊有过之脉"，"持脉有道，虚静为保"。

清晨未起床或刚起床未进食时为号脉最佳时间，因为脉象是非常灵敏的生理和病理信息，会受到饮食、运动、情绪等方面因素的影响。早晨刚起床未进食时，机体内外环境较安静，脉象能较准确地反映机体的基础生理情况，医生也较易发现病理性的脉象。

但是这样的要求现在很难实现，病人不可能都在清早找医生号脉。要做到的是最后这八个字，"持脉有道，虚静为保"。

《黄帝内经》是围绕人体生命健康的一本道术书，有各方面的道。号脉也有道，称为"持脉有道"。"持脉有道"，要"虚静为保"。"虚静"是针对双方面的。第一是针对医生，如果医生心不静、呼吸不定，号脉效果不好。山西已故名老中医李可老先生，曾经批评个别中医大夫，说你看他在那儿给人号脉时，指不定心里在想什么。这样诊断就不会太准确。第二是针对病人，病人要尽可能心情放松、呼吸调匀。有的病人相反，心里紧张，叫"白大褂综合征"，看见医生就紧张，坐下说话也紧张，心跳加快，这种情况在临床也是常见的。

关于号脉，经常会出现一些极端甚至是故弄玄虚的事情。我近两年听说山西的一位中医号脉出名，每天夜里2点到天亮之间诊脉看病，一旦天亮绝对不号脉，病人还挺多。这说明故弄玄虚还是很有市场的，总有人认为，和别人不一样就有可能有过人之处。

所以在讲脉诊时，我一直反复强调要客观公正地看待中医的脉诊。中医脉诊能反映出很多问题，但是绝对不可以神化。既不可不信，也不可神化。

31 三部九候什么意思？

> 前以候前，后以候后

《黄帝内经》不是一个时代一个人写成的，可以称为一本论文集。既然是论文集，有时记载的会不一样，每人的号脉方法也不一样。

《黄帝内经》提到多种号脉方法，可称之为"古法诊脉"。比如"三部九候"，但现在所说的"三部九候"和《黄帝内经》所讲的"三部九候"不一样。

《素问·三部九候论篇》讲"三部九候"，三部是上中下，上是在头，中是在手，下是在足。每一部又分三候，加在一起三三得九，为九候。比如头面部足少阳经的太阳、足阳明经的巨髎、手少阳经的耳门。此"三部九候"号脉法相对复杂，现在很少有人使用。

现在的寸口"三部九候"法，最早由《难经·十八难》明确提出："三部者，寸关尺也。九候者，浮中沉也。"三部，即寸口脉的寸关尺，九候，即寸关尺每部的浮、中、沉三种表现。有三种诊查的方法，号脉时手指轻轻地搭在上面称"浮取"，稍微用点力称"中取"，使劲再往下按称"沉取"。浮中沉三种表现，三个部位，三三得九，所以称为"三部九候"。《黄帝内经》没有寸关尺之说。

中医学有句俗话叫"伤寒重脉"，伤寒一派特别重视号脉。医圣张仲景确定了平脉辨证的原则，西晋王叔和很可能是张仲景的学生，他写了《脉经》，分述三部九候、寸口脉法。

《灵枢·禁服》提出另一种号脉的方法，"人迎、寸口合参法"。人迎脉主阳，寸口脉主阴，阴阳应该平衡。《灵枢·终始》曰，"持其脉口、人迎，以知阴阳有余不足，平与不平"。人迎是颈总动脉，反映体表的情况，寸口脉主要反映人体的内脏情况，把内脏和体表情况综合分析的号脉方法称为"人迎、寸口合参法"。两者脉象是相应的，来往大小也相一致。《灵枢·禁服》曰，"寸口主中，人迎主外，两者相应，俱往俱来"。

还有一种号脉方法是现在最常用的"寸口诊法"，也叫"气口诊法"。《素问·五藏别论篇》说："帝曰：气口何以独为五脏主？岐伯曰：胃者，水谷之海，六腑之大源也。五味入口，藏于胃，以养五脏气，气口亦太阴也。是以五脏六腑之气味，皆出于胃，变见于气口。"

《黄帝内经》记载了诸多号脉方法，为什么发展到后世只重视"寸口诊法"？因为"气口独为五脏主"。号脉最重要的是知晓五脏的情况。胃是后天水谷之海，六腑之大源。饮食入胃，吸收精华，养五脏之气。气口是手太阴肺经最容易诊脉之处。肺朝百脉，

"五脏六腑之气味,皆出于胃,变见于气口",所以寸口即气口,最容易反映出五脏六腑的问题。《素问·经脉别论篇》曰,"气口成寸,以决死生",指出气口是最重要的。

后世的寸口诊法主要来自《素问·脉要精微论篇》,在《素问·脉要精微论篇》中专门提到诊尺肤,即诊腕横纹到肘横纹的前臂区域。这个方法已经失传,但有一句名言指导后世号脉的方法,"前以候前,后以候后。上竟上者,胸喉中事也;下竟下者,少腹腰股膝胫足中事也"。这句话怎么理解?"前以候前",食指在前候上焦,"后以候后",无名指在后候下焦。"上竟上",上代表寸,完全符合人体的上部叫"上竟上",心肺及其以上的咽喉都包括在内。"下竟下",下代表尺,完全符合人体的下部叫"下竟下",即《黄帝内经》中举例的少腹、腰、臀、膝关节、腿、脚等。

现在的号脉方法就是受这句话的指导成熟起来的,两手寸关尺,分别代表上焦、中焦、下焦。左手寸关尺代表的是心、肝、肾,右手寸关尺代表的是肺、脾、命门(肾)。

有一些朋友问中医如何号脉,为什么找不到自己的脉搏,这里简单讲一下这三指怎么放。

先把中指按在手掌后高骨即手掌下面一个

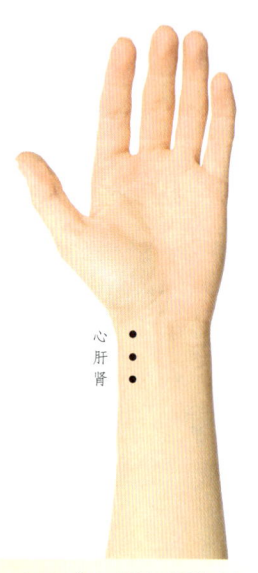

寸口"三部九候"法

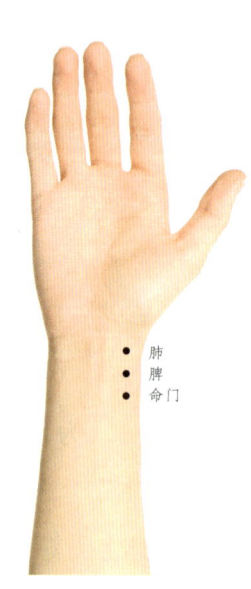

凸起的骨头内侧（桡骨侧），把寸关的关部先定下来，叫"中指定关"。食指顺势按在关前面，"定寸"，无名指紧跟着按在关后，"定尺"。三指离的远近要得当，不能太密也不能太疏。因为号脉是三指，食指在前，无名指在后。所以给自己号脉的正确方法应该是，比如用右手号左手，把右手从左手的下面掏过去，这样才可以食指在前。

小孩寸口部位比较短，不用三个手指。特别小的孩子一般用一指诊脉，用拇指或者食指，一般是食指，不必细分寸关尺。

三指放下后，运用手指力量的轻重挪移来观察脉象，常用"举、按、寻"。

第一是"举"，手指轻轻地按在寸口脉搏跳动的部位来体察脉象，用举的指法诊脉为"浮取"，浮取又叫举法。

第二是"按"，手指用力较重，甚至按到筋骨来体察脉象，这为沉取。

第三是"寻"，手指用力不轻不重，调节适当指力或前后左右推寻，细细体察脉象，按到肌肉取脉，为中取。

三指同时取脉，叫"总按"，一般三指均匀用力，也可用力不一样。有时把另外两指收起来，只用一个手指来检查某个部位脉象的方法，叫"单诊"，主要用于分别了解寸关尺各部脉象的变化特征。左右手寸关尺对比，候寸时把关和尺两指松开，候关时把另外两指松开。总按和单诊要配合运用才能全面捕获脉象的信息。

怎样号脉比较容易发现问题？要左右手对比，寸关尺对比，浮中沉对比。左手心肝肾，右手肺脾肾。寸关尺对比有何差别，浮中沉又有何差别。细心对比才容易发现问题，这是号脉的一个原理。

其实舌诊也是如此，也是"前以候前""后以候后"，也是"上竟上""下竟下"。中医把舌头分成三段，舌尖、舌中、舌根。舌尖"上竟上"代表人体的上部心肺，舌中代表脾胃，舌根代表下焦肾和膀胱，舌头的两边特别是靠近中部的地方代表肝胆。所以，舌尖特别红说明上焦有火，可以是心火或肺热。成年人心火较多见，因为成年人心思较多，压力较大。儿童天真无邪没有心火，几乎全是肺热。同样是舌上瘀点，假如在舌尖，多是心脉瘀阻或肺有瘀血。特别是心脉瘀阻，在心的部位有瘀血，结合心主血脉、心主神明的功能来看，有可能是心血管问题，即心脏病，或者是神志精神问题，因为瘀血可以阻碍人的心神功能。

举个例子，"关"主什么？左手主肝，右手主脾。所以左右手对比，假如左关明显地比右关盛，甚至比寸部尺部都盛，可诊断为肝气郁结，肝火旺盛。

所以，脉诊、舌诊的道理都是受《黄帝内经》"前以候前""后以候后""上竟上""下竟下"的指导。

32 六种常见的脉象

五脏之象，可以类推

有人认为号脉很神秘，问我中医号脉能不能号出孕妇生男生女？我不主张号脉分辨男孩女孩，因为那不是中医号脉的主要用途。不过从我给自己的学生或者身边的人号脉诊断男女的准确性来看，中医在这方面的论述还是很有实践依据的。

《素问·平人气象论篇》曰，"妇人手少阴脉动甚者，妊子也"，关于"手少阴脉动甚"，医家看法不一。左手寸关尺指的是心肝肾，手少阴是心脉，所以"妇人手少阴脉动甚"，我比较认同左脉动甚，左手脉比右手跳得明显有力，左寸更明显就是男孩。不妨把它当成一个故事，不可不信，也不可全信，因为这不是中医号脉的主要目的。所以不提倡号脉鉴别生男孩女孩，可以做参考，不见得百分百准确。中医四诊合参的言外之意是，所有的诊断方法都要参考，现在科技发达，要参考其他的新诊法。

中医的脉诊，每一种脉代表的意义不一样。《黄帝内经》提到

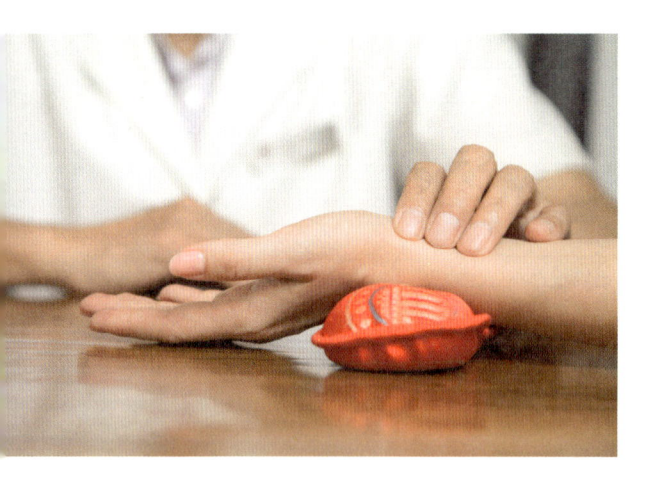

很多脉,比如《素问·五藏生成篇》曰:"夫脉之小大滑涩浮沉,可以指别。"这三对六脉,即小脉、大脉,滑脉、涩脉,浮脉、沉脉,可以用三指予以鉴别。

小脉和大脉。

"大"指脉体宽大有力,能明显候到寸关尺。反之,寸关尺,寸脉摸不到,可能关脉也摸不到,或只在关部能摸到脉,且力量比较弱,称为小脉。《灵枢·邪气藏府病形》曰,"大者多气少血,小者血气皆少"。大脉代表多气少血,小脉代表气血亏、身体弱。"善诊者,察色按脉,先别阴阳",大脉如按《黄帝内经》所讲多气少血,应是阴虚阳旺,属于阳脉;小脉属于阴脉。大脉不仅主多气少血,也可见于健康人身体较壮,没有血亏或阴亏,即阳旺之躯。

滑脉和涩脉。

滑脉是中医学中经常提到的一个脉。什么叫滑脉?往来流利,应指圆滑,如盘走珠。脉象来往流利圆滑,像一个钢珠放在盘子里来回滚动。这是纸上谈兵,大家喜欢中医还要到实践中体会,所谓"在心易了,指下难明"。滑脉是脉搏圆滑,像圆珠流畅地由尺部向寸部滚动。浮、中、沉取都能感觉到,这叫滑脉。滑脉一般代表体内有痰湿、积食或者有实热,妇女怀孕多出现滑脉,妇女经期时也可以出现滑脉。

涩脉与滑脉是一对,滑脉来往比较流利,涩脉来往艰涩不畅,且形细而行迟，脉势也不匀。古人比喻"如轻刀刮竹"，像拿小刀刮竹子，刮起来较费力，这就是涩脉，一般见于气滞血瘀或者津伤血少。

浮脉和沉脉。

浮脉，轻取即得。号脉要轻中重，举按寻。轻取就能摸到，重按稍微减弱但是不空，即"举之有余，按之不足"，"轻取有余，重按不足"，"如水漂木"，像木头在水里漂。浮脉一般代表表证，感冒，感受风寒、风热、风湿，或皮肤过敏。浮脉是非常常见的脉象。

沉脉和浮脉正好相反。沉脉是"轻取不应，重按始得"，轻轻地放手指候不到，必须用力往下按才能摸到，所以又叫"举之不足，按之有余"。浮脉代表表证，沉脉代表里证，代表疾病在身体的深层、内部。沉而有力是里实证，沉而无力代表里虚证。沉脉也可见于正常人，形体壮实，肌肉厚实，本来就脉沉。

迟脉和数脉。

《素问·平人气象论篇》曰，"人一呼脉再动，一吸脉亦再动，呼吸定息，脉五动，闰以太息，命曰平人"。平人即正常的人，脉一呼一吸跳四下，呼吸之间可能跳一下，"闰"是多余的意思，一呼一吸之间，脉跳四到五次。

《素问·平人气象论篇》又说："人一呼脉一动，一吸脉一动，曰少气。"一呼一吸，共跳两次是少气，称为迟脉，即脉来的次数少。《素问·三部九候论篇》曰，"其脉迟者病"。

和迟脉相对应的："人一呼脉三动，一吸脉三动而躁，尺热，曰病温。"一呼一吸，脉跳六次，换气之间可能再跳一下，至少六下，称为数脉。"尺热"，就是尺部皮肤有点热，一般代表热病。《素问·奇病论篇》，"人有尺脉数甚"。

再对比讲数脉和迟脉的代表意义。

迟脉，脉来迟慢，一息不足四至，即一呼一吸跳不到四次，相当于每分钟脉搏在60次以下。迟脉多见于寒证，迟而有力是实寒，迟而无力是虚寒。迟脉也可能是正常的，常见于运动员，运动员往往心率比较慢。心率慢还可能是遗传，我见过姊妹三个心率都慢，她们的父亲心率也慢，并且安装了起搏器，这是家族性遗传。

数脉，脉来急促，一息五至以上而不满七至。脉率较正常为快，脉搏每分钟在90~120次之间。数脉多见于热证，也见于里虚证，里虚证是数而无力，实热证是数而有力。

《黄帝内经》中除这四对脉象，即大小、滑涩、浮沉、迟数外，还提到多种脉象。再举一个在临床非常多见的脉象，弦脉。

《素问·宣明五气篇》说，"肝脉弦，心脉钩，脾脉代，肺脉毛，肾脉石，是谓五脏之脉"。什么是弦脉？"端直以长，如按琴弦"，像按琴弦一样，绷得很紧。轻的像按琴弦，重的像按拉满的弓弦，甚至像摸刀刃，这是脉弦。脉弦多见于肝胆病、疼痛、痰饮。

五脏之脉中的弦脉和季节相对应，对应春天，和五脏相对，对应肝，春天多见弦脉。季节不一样，人的脉象也会有变化，一年四季是有规律的。

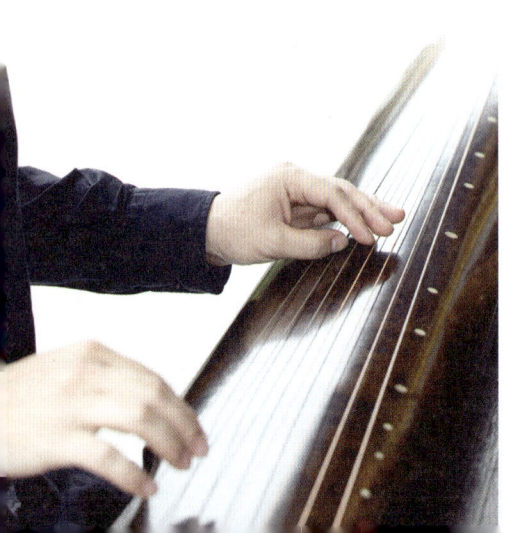

《素问·脉要精微论篇》曰:"四变之动,脉与之上下,以春应中规,夏应中矩,秋应中衡,冬应中权。"脉的形象是和四季的变化相适应的,春天主升,所以脉象像圆规之圆滑流利,象征万物生机勃发、欣欣向荣。夏天的脉象像矩一样洪大,是夏季万物盛极的标志。秋天容平,脉象像秤杆一样平。冬天主封藏,脉如秤锤之沉在里。其实脉不仅在一年四季有所差别,在一天之中也会有所差别。

33 中医不问诊可以吗?

数问其情,以从其意

前面讲脉诊、号脉时曾说,有人把中医的号脉神秘化,认为一号脉什么都能说出来的才是高明的大夫,其实不然。大夫问诊越详细、耐心,越为病人负责,诊断病情才越会更加准确,治疗效果也会更加满意。

《素问·徵四失论篇》曰:"诊病不问其始,忧患饮食之失节,起居之过度,或伤于毒,不先言此,卒持寸口,何病能中?""诊病不问其始",看病时不问病是如何引起的。"忧患饮食之失节,起居之过度",是指情绪问题、饮食问题,或是起居问题。"或伤于毒",服药过多或服用毒副作用大的药,是"伤于毒";再如染发会导致头皮局部的问题,甚至膀胱肿瘤;减肥药引起的副作用,这都叫"伤于毒"。"不先言此",没有先问诊,"卒持寸口",直接号脉,"何病能中",什么病能诊断正确且有较好的治疗效果?这段说明,相比号脉,《黄帝内经》更强调问诊的重要性。

《素问·三部九候论篇》是专门讲号脉的，但这一篇也提到"必审问其所始病，与今之所方病，而后各切循其脉"。"必审问其所始病"，强调一定要先问清楚之前得过什么病，现在的问题是什么，再号脉。

问诊要刨根问底。比如浮肿，中医要问清楚，是不是感冒或嗓子发炎引起的？如果是感冒或咽喉问题引起的浮肿，中医认为是表证，解表祛邪，水肿才能消退。张仲景说"腰以上肿当发其汗"，其实不局限于腰以上肿，而是说浮肿如果是外邪引起的，就要解表。如果是甲状腺问题引起的浮肿，要解决甲状腺问题。再比如女性月经不调，原因也不一样，受寒导致的要温里散寒，生气导致的要疏肝理气，服用减肥药导致的要停药调整。即"审问其所始病，与今之所方病"。

《素问·移精变气论篇》曰："闭户塞牖，系之病者，数问其情，以从其意，得神者昌，失神者亡。""闭户塞牖"，关闭门窗，集中注意力在病人身上。"数问其情"，要非常详细地询问病情。"以从其意"，需要病人配合说出问题所在。"得神者昌，失神者亡"，如果病人配合则预后良好，不配合则效果不理想。

《素问·三部九候论篇》曰，"而后各切循其脉"，把问诊和切脉排序，先详细问诊，再号脉。现在许多大夫因为病人数量多，边号脉边问诊。关于号脉时是否可以与病人交谈的问题，不可一概而论。医生需细心体察脉象时，最好不语，若患者脉象较明显，医生触手可知时，问诊便不影响切脉。

问诊需要问什么内容？广义上讲要问很多。《灵枢·师传》

曰，"入国问俗，入家问讳，上堂问礼，临病人问所便"。"国"在古代时一般领土面积较小，入国要问国的风俗；到病人家要问病家有何忌讳；上堂要问礼节；诊病时要问病人的喜与厌。

学习中医的问诊，须知"十问歌"，列出十个要问的问题。"十问歌"最早见于明代张景岳的《景岳全书·传忠录》的《十问篇》。清朝陈修园在《医学实在易》中把"十问歌"进行了改编完善。陈修园认为学医不难，而元代王好古认为学医不易，写了本书叫《此事难知》。

陈修园"十问歌"内容如下：

"一问寒热二问汗，三问头身四问便，五问饮食六问胸，七聋八渴俱当辨，九问旧病十问因，再兼服药参机变，妇人尤必问经期，迟速闭崩皆可见，再添片语告儿科，天花麻疹全占验。"

"一问寒热二问汗"，冷与热、出汗与否，主要针对外感病。感冒发烧咳嗽是风寒还是风热？如何鉴别？要详细地问怕冷和汗出情况，若是服用退烧药后出汗的情况则不算在内；小孩不会回答，需要用手摸一摸前胸后背的皮肤，若是干的则没有汗，是寒邪束表。"三问头身四问便"，是否头晕、头疼，身体有什么异常感觉，大小便如何。"五问饮食六问胸"，吃饭如何，胸闷不闷。"七聋八渴俱当辨"，听力如何，口渴不渴。"九问旧病十问因"，曾经得过什么病，原因是什么。这有很多沟通技巧，有时病人自己不明病因，需要医生来帮他找。"再兼服药参机变"，服用过何药、目前用何药。"妇人尤必问经期"，若病人是妇女，一定要询问经期，这不仅是妇科的问题，假如中青年女性来看病，即使是失眠、头痛或其他病，也要问月经情况，经期后推还是提前，有无闭经、崩漏。因为月经情况对诊断目前的病证很关键。"天花麻疹全占验"，儿科要问孩子出过天花、麻疹与否，言外之意是要把儿科的常见问题问清楚。

一个医生坐诊半天要看很多病人，都按"十问歌"问诊可能时间不够，其实中医问诊有很多技巧，有经验的中医大夫会围绕病人的主诉来询问。比如遇见感冒的病人就会重点问冷不冷、热不热、身上有没有汗，包括身疼不疼等。

对于头晕，中医问法也不一样。需要问什么时候晕，晕的时候是什么感觉，若是转脖子时晕、往床上躺时晕、站起时晕，首先要高度怀疑颈椎问题；如果晕时恶心，天旋地转，往往是内耳问题，如美尼尔综合征。这就要根据主诉问相关联的问题。

对于月经延期，甚至闭经的问题，有经验的中医要先望诊，看病人肥胖与否，询问病人是否爱运动。

对于出汗多，要详细问是白天还是晚上出汗，出汗同时有无气短乏力的感觉，伴有气短乏力的自汗是气虚所致，要用黄芪一类补气药治疗。另一种出汗情况需要询问是否容易上火，望诊看舌红与否，号脉看脉数与否。假如内热较明显，易上火，即中医所讲"阳加于阴谓之汗"的情况，阳太盛要清火。假如气虚且易上火，治疗需要在清火的同时补气，中医经典名方"当归六黄汤"专门用来治疗这类特殊的出汗，当归补血，六黄中的黄连、黄芩、黄柏清火，生地黄、熟地黄、黄芪补气补阴，清火和补阴、补气同时运用，治疗此类稍微复杂的汗多。对于易出汗的病人，有经验的大夫要问病人的血糖如何，因为糖尿病患者易出汗。

对于长期慢性腹泻的病人，要问病人何时腹泻，是晨起还是白天发作，腹泻前腹部疼痛与否，紧张着急时是否立刻想上厕所，这些问题对临床诊断有很大参考意义。

我对于临床的疑难杂症还多问一些其他问题，比如问病人的性格脾气，如果脾气差，根据"郁致百病"理论，肝郁可以导致各种病，需要疏肝解郁，甚至清肝泻火。有时针对病人所说的脾气差，还要追问是生闷气还是发火。爱生闷气多是肝郁，爱发火多是肝火，也有人既爱生闷气还爱发火。

总而言之，问诊是中医"望闻问切"中至关重要的一环。"望闻问切"只是古人的一个习惯说法，实际其重要性并不是按字面顺序排列的，问诊相对而言更重要。

34 望闻问切哪个最高明？

能合脉色，可以万全

"望闻问切"四大诊法都已介绍，而在"望闻问切"中哪个最重要？其实中医常"四诊合参"，四种诊法要综合参考才能做出正确判断，所以不要过于看重某一诊法，而忽视其他诊法。

《黄帝内经》对此亦有所强调，如《素问·五藏生成篇》曰："夫脉之小大滑涩浮沉，可以指别；五脏之象，可以类推；五脏相音，可以意识；五色微诊，可以目察。能合脉色，可以万全。"

脉的小大、滑涩、浮沉，可用三指予以区分，称为切诊。"五脏相音，可以意识"，为闻诊中的听。"五色微诊，可以目察"，即望诊。"五脏之象，可以类推"是指问诊，目前教材的普遍说法是用此句解释切诊，但假如这四句放在一起看，还可以理解为讲的是问诊。"藏者藏于内，象者象于外"，一般认为"象于外"是能观察到的表征，但不限于此，要拓展思维。藏象的"象"不仅是外观可观察到的，根据病人口述感觉类推出来的也叫"象"。比如病人口述眼睛干涩、疼痛、迎风流泪，通过病人描述类推病机为肝火、肝风，但如果病人不说，大夫单从外观看不出来。"五脏之象，可以类推"的另外一种含义是指问诊。所以学习中医经典能不断地开阔思维。

"能合脉色，可以万全"，四诊如果完全符合病人的表现，"可以万全"，诊断就正确。假如综合望闻问切所获得的资料，便可对疾病做出正确诊断，治疗也会有理想效果。即《素问·阴阳应象大论篇》所说"以治无过，以诊则不失矣"。

我的研究生导师是伤寒大家刘渡舟老师，1988年我毕业到中国中医研究院后又学习到了许多名老中医的经验。其中在1997—2000年，我跟师进行全国第二批老中医药专家学术经验继承工作，获得出师证书。证书盖有三个红章，一是中华人民共和国卫生部，一是国家中医药管理局，一是中华人民共和国劳动人事部。这是国家级师带徒。顺利出徒后，从第三批开始给高一级的学历，本科毕业给硕士证书，硕士毕业给博士证书，我是全国第二批。

北京四大名医孔伯华、汪逢春、施今墨、萧龙友，我拜的老师是孔伯华先生的长孙——孔令诩教授，他是北京中医药大学1964年的本科毕业生，当时在中国中医科学院号称"儒医"，性格温文尔雅，开方四平八稳。

跟他学习后，有人问孔老师是什么流派？因为中医常讲流派。火神派，喜用温热药；补土派，重视脾胃，健脾养胃；滋阴派，喜养阴补肾；清火派或者称寒凉派，喜用凉药。一般根据方子，同行都能看出十之八九。比如方子里有浙贝、白前、杏仁、前胡、桔梗，便知道此方治疗咳嗽、咳喘；若是莱菔子、炒麦芽、鸡内金、白术、山药，便知此方是健脾胃的；若是远志、合欢皮、夜交藤、茯神、炒枣仁，便知此方是安神治疗失眠的。

但孔令诩先生的方子，即使是同行也未必能看出是治什么病的。我曾发表《中医遣方用药的四大流派》一文，把孔老师单独列为一派。一般大夫看病会跟着病人主诉走，若失眠，首先会在失眠的常见名方中筛选；如果病人咳嗽、吐痰、憋喘，会在治疗咳喘痰的方中筛选。但孔令诩先生一派不跟主诉走。比如咳嗽，首先不考虑咳嗽，失眠也不考虑失眠，而首先考虑脉诊和望诊的结果。比如干咳，咳嗽没有痰，治疗干咳的名方有百合固金汤、清燥救肺汤、麦门冬汤、沙参麦冬汤。假如病人干咳，却舌苔厚腻，按常规认为干咳一定是阴虚，而用沙参、麦冬养阴，却不符合这位病人的情况。这时在主诉和脉诊、舌诊中，脉诊和舌诊更重要。舌苔厚腻，湿气、湿浊很重，要化湿、燥湿、利湿。所以我称孔老师这派为"能合脉色，可以万全"派。

在新冠感染疫情期间，我通过网络也远程会诊了一些病例。

其中有一例干咳严重，发来的舌诊照片显示舌苔特别厚腻，可是当地的中医之前给他治疗时不敢用化湿、利湿的药，而是用滋阴养肺的药，用过几个方，效果都不理想，所以请我会诊。我开的方子截然不同，使用了大剂量的化湿、利湿、燥湿类中药，用的是"能合脉色，可以万全"的思路，效果非常理想。国家中医药管理局派出的专家队伍共同认为武汉新冠感染的一个规律是寒湿疫，症见干咳较多，痰黏在肺里咳不出来。

望闻问切中问诊非常重要，但问诊常用于分析病因。假如疾病的症状表现表面上看矛盾时，要以望诊，特别是舌诊和脉诊为主要参考依据，这种情况在临床很多见。

我曾治疗一个病人，没有大病，但是特别痛苦。临床上有很多人，没有大病，但是非常痛苦，甚至痛不欲生。这个病人是鼻子干得难受，常常要往鼻中抹药，手中拿的一沓中药处方都是养阴的，因为阴虚会出现干燥的症状，而肺开窍于鼻，医生就认为是肺阴虚或肺燥，所以用的都是养阴的药。可是病人舌苔特别厚腻，自述如果自作主张吃补药立刻就上火。所以，我反其道而行之，运用清热利湿、化湿的中药治疗，效果很好。

同理，如果失眠患者舌质暗，有瘀点瘀斑，这时只用酸枣仁、柏子仁、远志、合欢皮、夜交藤等安神药，属于治标不治本，会无效。舌质暗、有瘀点瘀斑代表体内有瘀血，这时要活血化瘀，瘀血得化，睡眠自然会改善。

所以，如果我开个活血化瘀的方，桃仁、红花、当归、生地、赤芍、川芎，桃红四物汤，单看方药你可能猜不出这个方子治疗何种病证，因为它可以治疗月经不调、头疼、失眠、咳嗽，甚至胃疼。一切由于瘀血导致的疾病都要活血化瘀。

外在的症状表现和内在的本质有时可以不一样，要透过现象看本质，把问诊和舌诊、脉诊对上号，才能称为诊断正确，即"能合脉色，可以万全"。临床上很多医生不明白这个道理，如果能理解透这一点，说明有相当的悟性，临床诊疗效果会提高，养生也会取得好的效果。

多年前曾有人提出"舍证从脉，舍脉从证"，认为当病人的症状表现和脉诊、舌诊不吻合时，要舍弃一个方面。其实不是舍弃，证与脉的表现可以不一致，如干咳常代表肺阴虚，但不是绝对的，其他的证型也可见干咳。

总而言之，望闻问切，神圣工巧，还是要四诊合参。

《素问·脉要精微论篇》曰，"切脉动静而视精明，察五色，观五脏有余不足，六腑强弱，形之盛衰，以此参伍，决死生之分"。

脉诊、望诊，此外还包含其他诊法，实际是用来分析五脏六腑强弱、形体盛衰的。"以此参伍，决死生之分"，"参伍"指要多诊法合参，而不是绝对只依靠某个手段。

中医的望闻问切有画外音，是指要用当下一切可利用的手段来帮助综合分析病情，因为古代中医只有"望闻问切"四种手段，但并不代表中医不能借鉴现在的诊法。现在各种先进的科技手段都可以用来辅助分析病情、诊断疾病，中医是一门开放包容的学科。

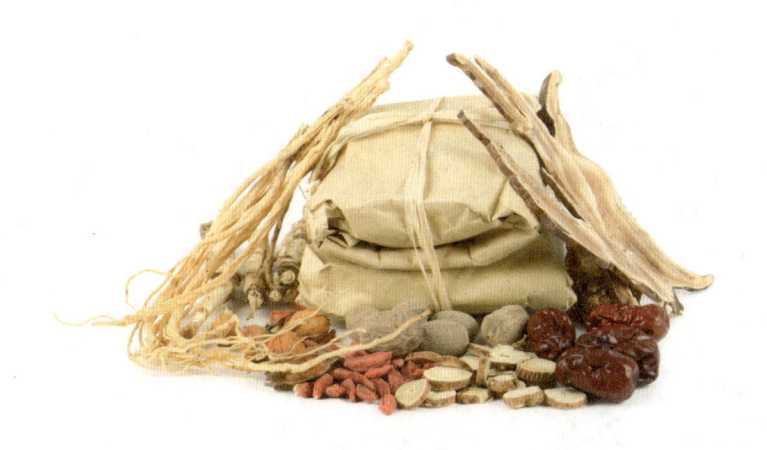

治法篇

治病是层窗户纸

35 正手反手，两种打法

逆者正治，从者反治

中医有多种治病和调理身体的方法，其中一种是把中医治病调理方法分成正治和反治两大类。正和反，就像打乒乓球有正、反手两种打法。正治法又称为逆治法，反治法又称为从治法。

《素问·至真要大论篇》曰："寒者热之，热者寒之，微者逆之，甚者从之。"

"寒者热之"，寒证用温热法治疗，食疗、用药、艾灸，或用火热一类的治法。"热者寒之"，体内有热、有火，用寒凉的办法治疗。"微者逆之"，若病情不重，症状表现不是特别明显，可采用"逆治法"。如果病情过重或体质过差，"甚者从之"，应用"从治法"。此处引出逆、从的概念。

"帝曰：何谓逆从？岐伯曰：逆者正治，从者反治，从少从多，观其事也。帝曰：反治何谓？岐伯曰：热因寒用，寒因热用，塞因塞用，通因通用。"

什么是逆和从？岐伯说"逆者正治"，"逆"是指治法和病情相对，称为正治法，比如"寒者热之，热者寒之"。一般而言，用热的方法治疗怕冷，称为正治法，也称逆治法。但也有特殊情况，"从者反治"，病人怕冷不用热药，反而用凉药，和一般治疗情况背道而驰，称为"反治"，又称"从治"。

"热因寒用，寒因热用，塞因塞用，通因通用"，分别解释如下：

"热因寒用"，本想用热药治疗的病证反而用了寒药，称为热因寒用。比如手脚凉、怕冷，正常情况下应用热药，或多吃热性食物，如葱、姜、蒜、羊肉、酒，可实际上应用凉药。这种情况在临床较多见，比如手脚凉、怕冷可能是阳虚，但有时不是阳虚，而是一种假象。我常打比方解释这种现象，叫"大树下面好乘凉"，炎热的夏天，在荒郊野外空旷的地方，肯定晒得很热，但假如躲到浓密的树荫下，因树叶遮住了太阳，所以会感到凉快些。人体也是一样，有时人体内有热，但表现出手脚凉，还怕冷。

医圣张仲景的《伤寒论》中记载："厥者必发热，前热者，后必厥，厥深者，热亦深，厥微者，热亦微，厥应下之。"即体内有火也可手脚凉，但随着时间推移，热象迟早会表现出来，称为"厥者必发热"；"前热者，后必厥"，体内热象太重，便会导致手脚怕冷、发凉。"厥深者，热亦深，厥微者，热亦微"，手脚怕冷、发凉的程度和体内火热的程度成正比。"深"是指从手指、脚趾一直往上，比如凉到手腕、胳膊肘，手脚凉的部位越多，说明体内热的程度越深。反过来"厥微者，热亦微"，手脚凉得轻，说明体内热比较轻。这称为"热厥"，体内火郁，气血不通，阳气散发不出，手脚就凉。

有些人容易生气发火，肝火较旺，也可手脚凉。所以这类不能用热药，一定要用凉药。"热因寒用"，病人虽然表现出凉的症状，但真正原因是热，也可称为"因热用寒"。说是"反治"，其实还是"正治"，所以"正"和"反"是针对表面现象来说，表面现象是手脚凉，不用热药而用凉药，称为"反治"。

反过来，"寒因热用"，受寒也可发烧、手脚热，这时反而要用热药，看似治反了，是因为针对表面现象，而针对真正的病因，却是正确的治疗方法。

再讲"塞因塞用，通因通用"。

"塞因塞用"，是"因塞用塞"。气机不通，该排的排不出去，九窍不利，应该用通法。比如小便少、淋漓不尽，不仅不能利尿，还需要固涩；大便不通、便秘，不用泻下药如大黄、芒硝、郁李仁、麻子仁一类，而用"塞"，即固涩法、补法，这都称为"塞因塞用"。

以便秘为例。便秘就是"塞"，正常人每天大便一到两次，三五天不排便为"塞"。中医治疗便秘有多种办法，最常见的是使用泻下药，滑肠润肠的麻子仁、郁李仁；直接攻下，力量轻的决明子，力量重的大黄、芒硝、枳实等。但假如是体虚导致的便秘，中医叫"虚秘"，这种"虚秘"导致的"塞"，不用通便方法而用"塞"的办法，即补的办法，就称为"塞因塞用"。比如气虚，疲倦、乏力、面色㿠白，临床上多用补中益气丸治疗此类便秘，这就是"塞因塞用"。

中医治疗便秘，还有个名方叫增液汤，用于阴虚、津液亏导致

治病是层窗户纸 治法篇

的便秘，尤其是老年人的习惯性便秘。麦冬、玄参、生地，都是补阴液的，可以通便。中医称这种治法为"增水行舟法"，河道里的船走不动，有时是因为里面没水，这时应往里加水，河道里有水，船自然畅行无阻。

麦冬

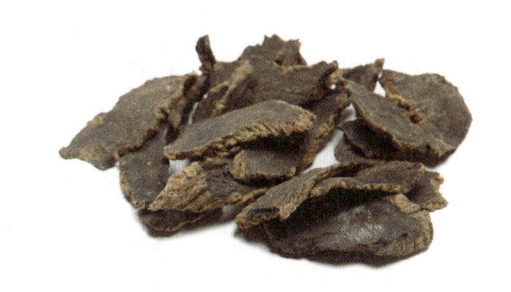

中医治疗便秘的另一名方叫济川煎，用于治疗肾虚，尤其是以肾阳虚为主导致的便秘。老年人肾阳、肾精

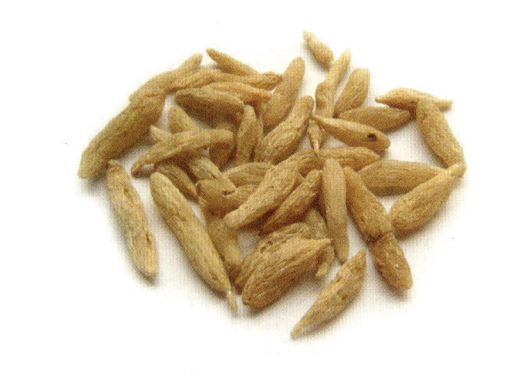

玄参

亏虚，这时用泻药肯定管用，也能排便，但长时间使用，越泻肾越虚，从长远看效果不会太好，而且会导致身体素质越来越差。这时应补肾，以肾阳虚为主要表现的便秘就用济川煎，其中首先用肉苁蓉，肉苁蓉又叫大芸，主产于内蒙古的阿拉善地区，甘咸性温，温肾益精，暖腰润肠，作为君药。方中还包括当归，补血润燥，润肠通便。老年人肾亏，不只肾阳亏，精血也亏，所以用当归。方中还使用牛膝，补肝肾。

以肾阳虚为主的肾虚便秘属于"塞"，不用泻药通，而用补肾的方法，称为"塞因塞用"，又称为反治法、从治法，表面现象是便秘，反而用补法，根据主要病机用药为从治法。

"通因通用"。"通"的病，比如出血、汗多、遗尿、遗精，女性的崩漏、带下，不仅不用固涩，反而要用通法，即"通因通用"。

1992年我曾在非洲工作一年多，在坦桑尼亚首都的莫西比利医疗中心治疗过一个较胖的女性。她得了一个怪病——尿崩症。顾名思义，尿崩症就是尿频，尿量大。因为坦桑尼亚以前是英殖民地，所以有钱的人往往去英国看病。她在英国长时间治疗，却几乎无效。我给这个病人用的什么办法？首先中医讲"胖人多痰，瘦人多火"，这个女患者很胖，一般胖人体内多痰多湿，但不绝对，这是第一个证据。第二个证据，她是裙边舌、水滑苔。裙边舌是舌边齿痕多，所以起名为裙边舌，像女人穿的裙子的边。水滑苔，尽管舌苔不厚，但舌面水汪汪的，感觉口水要往下滴，这说明体内水湿较重。患者胖，又有裙边舌、水滑苔，让我加深了认识，下定决心按水湿病治疗。所以我开了张仲景著名的方子五苓散，茯苓、猪苓、泽泻、桂枝、白术这五味药，全是利湿的，所以整个方子是一个利水渗湿、温阳化气的名方。在《伤寒论》中治疗蓄水证、膀胱气化不利，即体内的水气大，作用是利湿、利水。

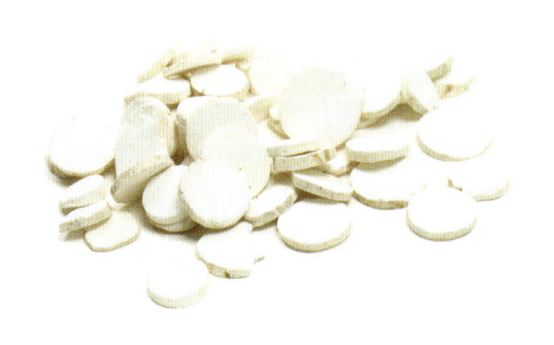

这个方子开出后，当时我们专家团队里有一位西医老大夫说：

山药

"小张，她得了尿崩症，你却给她用五苓散，五苓散是利湿、利尿的，一个尿崩症的病人，你还用利尿的办法，她就蹲在厕所别出来了。"他很担心这个方用了后，会使病人尿崩症加重。但是病人服用几服中药后，去厕所的次数明显减少，效果很明显，逐渐恢复了正常。尿崩、尿频，却不用收涩的药，如金樱子、覆盆子。中医有个专门治疗尿频的名方叫缩泉丸，把小便比喻成泉水，如果是肾虚尿频，需要补，用山药、乌药、益智仁，补肾固精，温补肾阳，尿频逐渐好转，为补肾缩尿。但我没有因为她尿频就用缩泉丸，而是用五苓散，这就是"通因通用"。

不管是正治还是反治，都是从表面现象来分析的。艺高人胆大，一个高明的中医必须要辨证准确，不根据主要症状下药，而根据病后的本质，即中医讲辨证的"证"。

原文里还有一句"从少从多，观其事也"。反治也叫从治，从得多少，要看具体情况。假如虚性便秘，若虚得不严重，除用补法外，也可以适当加郁李仁、麻子仁，甚至大黄，即攻补兼施。从得多就只用补药，而从得少的情况不是纯粹的虚证，不能只是补。

正治法、反治法，或者称逆治法、从治法，反映了一种中医的智慧，即临床远远不是简单根据表面现象就下药的事情。

36 东西南北，各显神通

同病异治，地势使然

治病如打仗，用药如用兵。《黄帝内经》中尽管具体的方药很少，但讲治病的战术策略较多。我们上面讲正治和反治，也叫逆治和从治。这里讲一个中医很著名的治法——同病异治和异病同治。

什么叫同病异治？《素问·异法方宜论篇》："黄帝问曰：医之治病也，一病而治各不同，皆愈，何也？"医生治病，同样是一种病，治疗方法不同，却都可以把病治好，是什么道理？同一种病的治疗方法不同，即为同病异治。

岐伯回答说，"地势使然也"。当时的天下可以分为东西南北中五大地域，"故砭石者，亦从东方来"，砭石疗法是东方发明的，主要在山东、泗水之滨；"故毒药者，亦从西方来"，药物疗法从西方来；"故灸焫者，亦从北方来"，艾灸疗法或其他火热疗法从北方来，因为北方比较寒冷；"故九针者，亦从南方来"，南方地区发明了针刺疗法；"故导引按蹻者，亦从中央出也"，导引按跷疗法是中央地区发明的。

岐伯列举砭石、药物、灸焫、针刺、导引按跷五大疗法，表明同一种病，可以用药物治疗，也可以用针刺疗法、砭石疗法、艾灸疗法、导引按跷法等，都可能把疾病治愈。这段没有明确说出"同病异治"，但《黄帝内经》另外两个篇章明确表达出了"同病异治"。

《素问·病能论篇》："帝曰：善。有病颈痈者，或石治之，或针灸治之，而皆已，其真安在？岐伯曰：此同名异等者也。夫痈气之息者，宜以针开除去之，夫气盛血聚者，宜石而泻之。此所谓同病异治也。"

病人颈部的疮痈用砭石疗法或用针灸治疗，都可以治好。"其真安在？"道理何在？或者说，哪个是真的？砭石疗法和针灸究竟哪个是正治的方法？岐伯说"此同名异等者也"，同一个病但病情程度不一样。"夫痈气之息者"，"息"是停止的意思，比如仅是气郁，气结留滞不散，应用针"开除去之"，即开除其气，气行痈愈。假如程度更严重，不仅是气滞，而且到血分了，气盛血聚，这时用针效果就不好，而要用石泻之。《黄帝内经》举痈的例子来说明同病异治是因为病情轻重程度不同。

再看《素问·五常政大论篇》："帝曰：善。其病也，治之奈何？岐伯曰：西北之气，散而寒之，东南之气，收而温之，所谓同病异治也。故曰：气寒气凉，治以寒凉，行水渍之；气温气热，治以温热，强其内守。"

"善"即好，《黄帝内经》中经常出现"善"字，其实也是承接词，上面黄帝对回答表示很满意，接着问："其病也，治之奈何？"这个病怎么治？岐伯说"西北之气，散而寒之"，西北高原，风寒较盛，但因为天气太冷，所以当地人常吃热性食物，导致热郁于内。寒在表，热在内，要"散而寒之"，既要散寒，又要用寒凉的药物或食物清除内郁之热。不仅喜欢吃热性食物会导致内热，风寒在表也易导致内热，这是临床的一个规律。"东南之气，收而温之"，东南地区较热，人们习惯吃凉食，所以往往有内寒。故治疗要"收而温之"，收其外泄，温其中寒，因天热易汗多，所以收其外泄。

"气寒气凉，治以寒凉，行水渍之"是具体的办法，西北地区用寒凉去内热，用热水发汗去外寒。"气温气热，治以温热，强其内守"，东南地区用温热散中寒，"强其内守"，即固其中，使阳气不易外泄。

《黄帝内经》的这两个例子对后世中医学"同病异治"理论的发展和临床的实际应用有很大启发意义，这也是中医在临床运用灵活多变战术的一个依据。

举例说明"同病异治"。比如头晕，可能是气血亏虚导致的头晕，伴有乏力、面色㿠白、月经量少、胸闷气短等症状，此类头晕要用补法，补气养血，可以辨证使用八珍汤。湿气大也可以导致头晕，病人感觉头像被一块布裹着，不清亮，"因于湿，首如

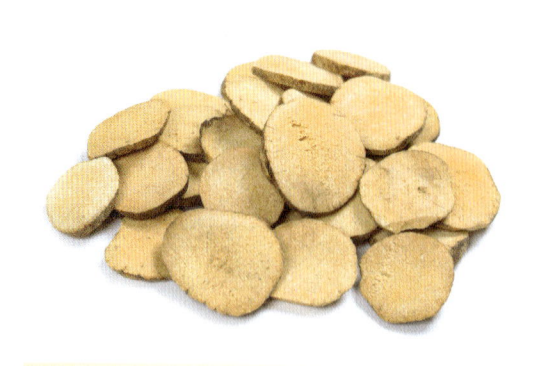

泽泻

裹"，这类头晕患者的舌苔往往较厚，或齿痕多、水滑苔，治疗此类头晕，可以考虑用张仲景的泽泻汤，方子只有两味药，泽泻利水祛湿，再加上白术。《金匮要略》："心下有支饮，其人苦冒眩，泽泻汤主之。"即脾胃有水气，病人会头晕目眩，用泽泻汤。容易着急发火的人，可因肝阳上亢导致头晕。这类人一般脉象较弦滑有力，舌红。这类头晕自然不能祛湿，更不能补气养血，而应疏肝气、清肝火、镇肝阳，可酌情用镇肝息风汤治疗。

所以，同样是头晕，可以用不同的方法治疗，这就是"同病异治"。其他的病也一样，中医治疗高血压、糖尿病等常见病时，可能用化湿的方法，也可能用补养的方法或其他方法。"同病异治"在临床是很常见的。

中医除"同病异治"外，还有"异病同治"，即不同的病用一样的治法。"异病同治"在《黄帝内经》中尽管没有明确的论述，但是在《灵枢·五变》《灵枢·本藏》《灵枢·论勇》等篇中有大量的表述，间接表达了"异病同治"的思想。"异病同治"在临床中的指导意义也很广泛。

比如活血化瘀法，舌面瘀点、瘀斑很多，中医认为是体内有瘀血，应该活血。不论是哪一种疾病，只要有瘀血，就要用活血化瘀法治疗。比如失眠，有瘀血就要活血，可用丹参，既能活血化瘀，还有安神作用；头痛若是瘀血导致的，更应活血，桃红四物汤便常用于治疗头痛；月经不调，血块多、经量少、月经延期，更应活血；胃痛如中医辨证属于瘀血的，也要大胆地活血化瘀。这就是"异病同治"。

37 治病学会三级跳

杂合以治，各得所宜

地域不同，发明的治疗方法也不同，中医有多种治病方法，如砭石、药物、艾灸、针刺、导引和按跷。

《素问·异法方宜论篇》："故圣人杂合以治，各得其所宜。故治所以异而病皆愈者，得病之情，知治之大体也。"高明的大夫"杂合以治"，即几种疗法结合治病。"各得其所宜"，根据具体病情来看，有的适合艾灸，有的适合针刺、砭石、按摩，或练导引功法、服用中药。治法不同，但病都得以治愈，因为医生对病情比较了解，知道应该用什么方法治疗。

"杂合以治，各得其所宜"，对治疗疑难杂病很有启发意义，因为每个人受自己的专业和思维模式限制，往往思路不够开阔。开中药的大夫给人看病就是开药，扎针的医生只想着针灸，中医大夫只想着用中医治疗，西医大夫只想着用西医疗法，这都是缺少智慧的表现。高明的医生知道开阔思维，尤其是运用综合疗法治疗疑难病，往往有意想不到的效果。所以我给学生讲课，常说要学会三级跳，什么是三级跳？以我为例，作为一个开中药的内科大夫，我常让自己的思维跳出中药。有的病，中药疗法未必能优于其他疗法。

上大学的时候，很多男生喜欢体育运动，我也是足球迷。同学们下午常因踢足球赶不上吃晚饭，有个同学因此经常胃疼，学校医务室给他开的中药西药效果都不明显。他胃疼时，疼得在床上打滚，同学们很害怕，想把他送到学校附近的千佛山医院看急诊。这时我灵机一动，说先扎针灸试试看。"肚腹三里留"，治胃病一般常扎足三里。但我们第一针并没有扎足三里，而是扎的中脘，还没去扎其他穴位，他的胃疼立马解除了，这就是效如桴鼓。这个同学从那天起连续一段时间坚持针灸，其他同学正好拿他练习扎针，他从此再也没犯过胃痉挛。这叫第一跳，跳出中药。我是以我从事的专业为例，其他大夫可以其他专业为例，要跳出惯性思维模式。

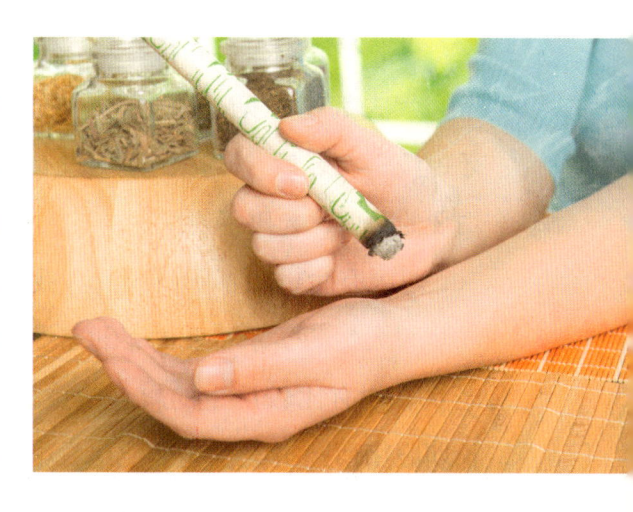

第二跳是跳出中医，根据具体情况看治疗疾病是中医的效果好，还是西医效果好。曾经有一位患者，牙龈经常出血，开始是偶尔出血，后来咬苹果也出血，越来越严重。中医名方玉女煎常用于胃热导致的牙龈肿痛出血。这个病人服用玉女煎治疗过，有时能缓解，但总的趋势还是在加重。

我推荐他先去口腔科看看，结果口腔科说他的牙龈结石特别严重，大夫都很少见过如此严重的牙龈结石。怎么处理？口腔科洗牙，洗一次牙后，牙龈出血再没有犯过。我嘱咐他以后要养成定期洗牙的习惯，起码不要拖的时间太长。

西医有时也想不到看中医。我认识一个20世纪80年代初上海第二军医大学药学系毕业的，北京一家医院的药房主任，我俩是山东老乡。他有比较严重的胃食管反流，打嗝、反酸、胸骨后疼痛，长期服用西药奥美拉唑。他想看中医，但不想喝汤药，只接受中成药。当时我给他开了两个中成药搭配，他因为胃胀，消化不好，食欲也不太好，用了加味保和丸；又因为舌尖红，上焦有热，用了双黄连口服液。有人认为双黄连口服液是治疗感冒的，这不一定。双花、黄芩、连翘，是治疗上焦有热的药，特别是有肺热，不论是感冒还是嗓子疼，甚至头疼眩晕，都可以使用。根据他舌尖红，可以用双黄连口服液。因为他不愿意接受汤药，仅使用这两个中成药，服用一个月后，便彻底停用了西药。

事隔多年再见面，这位老乡说，中医是个好学科，多年前你用双黄连口服液和加味保和丸治好了我的胃食管反流，但是治好了病却说不出道理来。中医所说的上焦有热和胃纳不佳，他都不认为是道理，他作为一个医科大学药学系的专业人士，想搞清楚是通过抑制乙酸，或保护胃黏膜，还是通过什么机理治好的，但中医的理论他不信。这样的例子有一些，按中医的道理治好了，但病人不理解。

三级跳，第一跳是跳出中药，第二跳是跳出中医或西医，第三跳，跳得更远，是跳出医学。

治病不一定都要用狭隘的医学的方法，一切能帮助病人病情缓解或者治愈的方法都可以为我所用。比如心理调节疗法，饮食疗法，包括改变、改善病人的生活起居方式，都是跳出医学。不用针不用药，也可以帮助病人解决很大的问题，这是跳出医学。

谈完三级跳后，再反过来想"杂合以治"，多种疗法的共同使用往往对一些顽固性的疾病效果更好。

例如北京市东城区的一个40岁左右的中学女老师，咳嗽长达10年。看过许多中医大夫，扎过针灸，埋过线，用过百合、桔梗这些食疗的办法，也看过西医。北京市东城区是北京医疗力量最强大的一个区，西医有协和医院、同仁医院、北京医院等，中医有中国中医科学院、东直门医院、北京中医医院等。种种治法都没有效果，她作为一个老师很痛苦，因为有时讲课会咳嗽，她有点失去信心。我问她有没有把食疗、中药、针灸、穴位贴敷等一起用，她说从来没有过。我叮嘱她治疗长达10年的咳嗽必须一起用这些办法，效果会更明显。其实就是《黄帝内经》所讲的"杂合以治"。她丈夫在旁建议她请一段时间的假，专心致志地看病。我给她开了中药，同时让她到我们的针灸医院针灸、穴位贴敷，再加上食疗的办法，如使用大剂量的百合、桔梗，几种办法一起用，一两个月以后，疗效非常明显。

另外，绝大部分面神经麻痹的中医西医结合治疗的效果都很好，但还有10%左右的人会有后遗症，影响形象，所以病人会有压力。我曾见过一个年轻人在窗户下睡觉，受风了，第二天早晨刷牙漏水，口眼㖞斜。经过中医西医治疗，部分好转，但别人能看出来有后遗症，所以他也积极地通过针灸和服用中药治疗，最后仍残留了小部分非常顽固的后遗症。我问他有没有把几种办法一起用，他说没有，他认为扎针时只扎针，一个月无效，再服用中药一个月，仍无效再想别的办法。我推荐他在这段时间几种办法一起用，第一中药继续喝，第二扎针继续扎，包括腹针、脐针，面部也要做手法，如滚灸，在脸上铺上一层薄纸，用热的、圆筒样器具在上面做滚灸。果不其然，治疗一个半月左右，又好转大半，不仔细看或者他面容表情没有太大变化的时候就看不出来。

所以，"杂合以治"是《黄帝内经》的智慧，很多疑难杂症，甚至有些疾病的后遗症都可以用此法治疗，记住这四个字——杂合以治。

38 因势利导，四两拨千斤

轻而扬之，重而减之

《黄帝内经》关于治病的原则和方法有一个名段，《素问·阴阳应象大论篇》："病之始起也，可刺而已；其盛，可待衰而已。故因其轻而扬之，因其重而减之，因其衰而彰之。形不足者，温之以气；精不足者，补之以味。其高者，因而越之；其下者，引而竭之；中满者，泻之于内；其有邪者，渍形以为汗；其在皮者，汗而发之，其慓悍者，按而收之；其实者，散而泻之。审其阴阳，以别柔刚，阳病治阴，阴病治阳；定其血气，各守其乡，血实宜决之，气虚宜掣引之。"

我们一一来解释。

"病之始起也，可刺而已"，即刚得病时可以用针刺的方法。针刺，俗称针灸，但细分的话，针灸分为针和灸，老百姓常说的针灸其实是针刺。

"其盛，可待衰而已"，当病严重时，邪气盛，"可待衰而已"。参照《黄帝内经》其他的篇章来理解这句话，《灵枢·逆顺》曰，"黄帝曰：候之奈何？伯高曰：《兵法》曰：无迎逢逢之气，无击堂堂之阵"，还说道，"方其盛也，勿敢毁伤，刺其已衰，事必大昌"，即兵法讲打仗不要在敌人士气最高的时候攻击，要等到对方人疲马乏时再出兵。扎针也是一样，"方其盛也，勿敢毁伤"，邪气最盛的时候，不要跟它正面作战。"刺其已衰，事必大昌"，邪气衰弱时，再去扎针，效果会更明显。《灵枢·逆顺》还认为，如果在邪气盛的时候扎针是"下工"，即下等的大夫。

对"其盛，可待衰而已"，有的医家不认同这个解释。举例打仗可以理解，敌人疲惫时去打，一鼓作气战胜。但疾病往往不同，等到邪气自然衰败时，再去扎针、用药，恐怕人的正气已经让邪气损伤得非常严重了。所以结合临床以上解释不能让人特别信服。

曾经有学者在1989年第四期的《东欧》发表文章，认为"待"通"侍"，《广雅·释诂》"侍"即"使"。如果按这种理解，"待衰而已"即"使衰而已"。邪气盛时想办法使它衰弱。这样结合临床是容易讲通的。所以我认为这两个说法可以并存，第二个说法结合临床是比较在理的。

"因其轻而扬之"，"轻"指邪气比较轻，"扬"即"散"，邪气较轻时用散的方法，把邪气散除。"因其重而减之"，邪气较重时，"减"即"泄"，用泄的方法，即用祛邪的方法让邪气衰败。

"因其衰而彰之"，"衰"指正气衰。"彰"是补益，即使用补法。通过补益让气血复彰。如何补？"形不足者，温之以气；精不足者，补之以味"。对这句话的理解，许多学者的观点也各异。我认为，结合上句话，再结合《黄帝内经》其他篇章，"形不足者，温之以气"是指补阳，"精不足者，补之以味"是指补阴。为什么这么说？因为《素问·阴阳应象大论篇》讲，"阳为气，阴为味"。所以形体衰弱，乏力、怕风、怕冷、易感冒的患者，"温之以气"，要用补气、补阳的方法补益身体；"精不足者"，"精"属于阴，即凡阴虚要用补阴的方法。

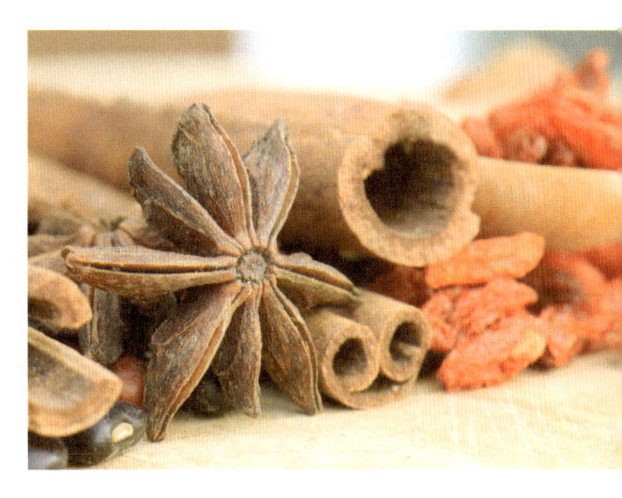

"其高者，因而越之"，邪气在人体的上焦，尤其是在胸部以上，要使用"越"法，比如吐法就是"越"，张仲景的瓜蒂散便是通过吐法来治疗邪气在人体上部的疾病。"越"，除吐法外，也可理解为使邪气向上、向外散出来。如嗓子疼，风寒风热等邪气郁结咽喉部位，也要用到"越"的方法。所以，有时治疗上呼吸道的问题，除了清火利咽，我还用一些发散的药物，让邪气能够上越。

"其下者，引而竭之"，邪气在人体下部，要用通利的方法，通便或者利湿、利尿，让邪气得以尽退，"竭"即尽的意思。

"中满者，泻之于内"，邪气在人体的下焦可以通便、利湿以泻邪气，邪气在中焦如何"泻之于内"？比如"气痞"，气机不通导致的痞塞不通，可以理气散痞。"心下痞"，即脾胃部位感觉堵，有时称为"热痞"，中焦火热导致的痞塞，要泻火清火，如张仲景的大黄黄连泻心汤。这就是"泻之于内"，没用通下或上越的方法。中焦气机不通，该理气便理气，该清火便清火。若是寒热错杂，张仲景的半夏泻心汤、生姜泻心汤、附子泻心汤也用于治疗中满。

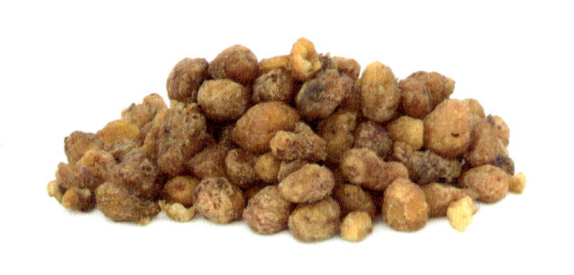

半夏

"其有邪者，渍形以为汗"，"邪"主要指外邪，风寒暑湿燥火，尤其是风寒之邪侵犯人体，要用汗法。但"渍形以为汗"一般理解为外治法，用外治疗法使身体汗出，比如泡温泉、蒸桑拿、盖被子等。

"其在皮者，汗而发之"，邪气在人体体表的要用发汗法。中医有辛温解表、辛凉解表法，都能发汗，如荆芥、防风、薄荷、麻黄、白芷、羌活，都可用来发汗。

"其慓悍者，按而收之"，"慓悍"指邪气比较暴急，"按而收之"即根据不同的情况来抑制、收服。有人解释"按而收之"指按摩，在这里恐怕说不通，也太狭隘了。邪气尽管很剽悍，但我们要正确地认识并制服它。比如风邪较重，或寒邪、湿气、燥邪较重的，怎么收服？中医有"截断疗法"。一旦截断了邪气，它便不会再往里走。如果不截断，邪气内陷，伤到脏腑，病就比较难治了，这也是强调治未病。

"其实者，散而泻之"，凡是实邪，或散或泻。在表用散，在里用泻。

"审其阴阳，以别柔刚"，柔和刚是阴和阳的意思。也有人认为柔刚是指药物疗法，较缓和的药称为"柔"，较峻猛的药称为"刚"。根据人体的阴阳和邪气的阴阳盛衰，来确定治疗是用较温和的还是较峻猛的药。

"阳病治阴，阴病治阳"，阳盛，阴就病，阴盛，阳便病。所以说要"阳病治阴，阴病治阳"。

"定其血气，各守其乡"，即血病不要伤到气，气病不要伤到血，分清邪气在气分还是在血分，其治疗方法是不一样的。

"血实宜决之，气虚宜掣引之"，"血实"指血瘀，血分有邪，这时用"决"的方法，如活血化瘀、放血，都是"决"。"气虚"除了用补的方法，还可以用导引的办法，也会起到补益的作用。

39 中药是怎么搭配的？

方制君臣，有主有佐

中医开方开出几味、十几味、二十几味药不是乱搭配的，是根据药在方中的重要性分为"君臣佐使"。

《素问·至真要大论篇》曰："帝曰：善。方制君臣何谓也？岐伯曰：主病之谓君，佐君之谓臣，应臣之谓使，非上下三品之谓也。"

中医方剂的大小、君臣是如何定的？岐伯说，"主病之谓君"，对这个病起到最重要治疗作用的中药称为"君药"，辅助君药的称为"臣药"，辅助臣药的中药称为"使药"。"佐药"是什么？

《素问·至真要大论篇》中有三处都提到"君臣佐使"。"君一臣二，奇之制也，君二臣四，偶之制也。君二臣三，奇之制也，君二臣六，偶之制也"；"君一臣二，制之小也。君一臣三佐五，制之中也。君一臣三佐九，制之大也"。后一段中提到"佐药"。

"君臣佐使""非上下三品之谓也"是什么含义？《黄帝内

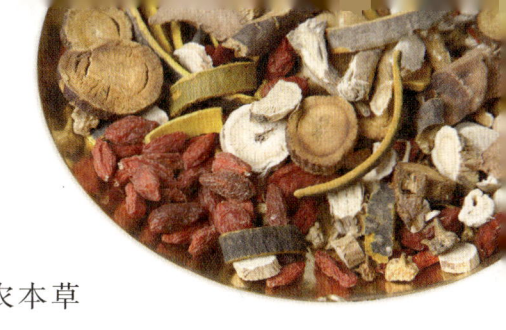

经》中所讲的"君臣佐使"不是《神农本草经》中的"君臣佐使"。《神农本草经》中的"君臣佐使"有两种含义，其中之一是把"君臣佐使"按上、中、下三品来分。但《黄帝内经》中的"君臣佐使"不是此意，而是根据对疾病发挥作用的主次来分。

从甲骨文中"君臣佐使"的写法和夏、商、周三代以前的官位体系来看，在邦国之中，"君"是尊者，"臣"次于君，"佐"是臣的属官，"使"是当时临时设置的称号，并不在官职体系内。所以，当时的三级结构为"君—臣—佐"。《黄帝内经》常用隐喻手法写作，所以"使"和"佐"是并列的。由此也可得知为何《黄帝内经》中有时提"佐"不提"使"，有时提"使"不提"佐"。

"君一臣二，奇之制也，君二臣四，偶之制也"，奇和偶是什么含义？方子分奇方和偶方，用药属于单数的为"奇之制也"，如"君一臣二"，总共三味药就称为奇方。"君二臣四"，总共六味药就称为偶方。

有关大方、中方、小方，"君一臣二，制之小也。君一臣三佐五，制之中也。君一臣三佐九，制之大也"。

金代著名医家成无己研究《伤寒论》颇有成就，他的著作《伤寒明理论》中提出的方子有七种，"大小缓急奇偶复"。根据药味多少分为大方、小方；根据治疗见效快慢分为缓方、急方，药味较平和，治病效果以调养为主的为缓方，服下即见效的为急方，如发汗、攻下通便的；根据药物数量单复数分为奇方、偶方，而复方是两个以上的方子合在一起。"大小缓急奇偶复"称为七方。

在我们老家，形容一个人办事没有规则称为"胡制八方"。

从来没有人解释为什么称"胡制八方"。中医书里有七方而没有八方,说明"胡制八方"是指没有依据,不可靠。估计"胡制八方"是出自此。

"君臣佐使"原指君主、臣僚、僚佐、使者,这四种人分别起不同的作用。在中医中指处方中各味药的不同作用。

《西游记》第一回"灵根育孕源流出,心性修持大道生"中提到"君臣佐使",其中写"美猴王领一群猿猴、猕猴、马猴等,分派了君臣佐使,朝游花果山,暮宿水帘洞,合契同情,不入飞鸟之丛,不从走兽之类,独自为王,不胜欢乐"。不只是古代的邦国中分"君臣佐使",连美猴王孙悟空的手下也分"君臣佐使",便于管理。

以名方四君子汤为例,进一步解释一下"君臣佐使"。四君子即人参、白术、茯苓、甘草,此方用于治疗脾胃气虚引起的饮食减少、大便稀溏、腹胀、面色苍白、语声低微、四肢软弱、脉沉细等。

其中,人参是最重要的,因为它补气健脾作用较好,所以人参是君药。白术,补气健脾、燥湿利水,也是健脾良药,可是它的效果不如人参,补气力量弱一些,作为臣药。佐药是茯苓,茯苓有利水渗湿、健脾补中的功效,中医认为脾喜燥恶湿,茯苓能渗湿利水,因此本方佐以茯苓增强健脾

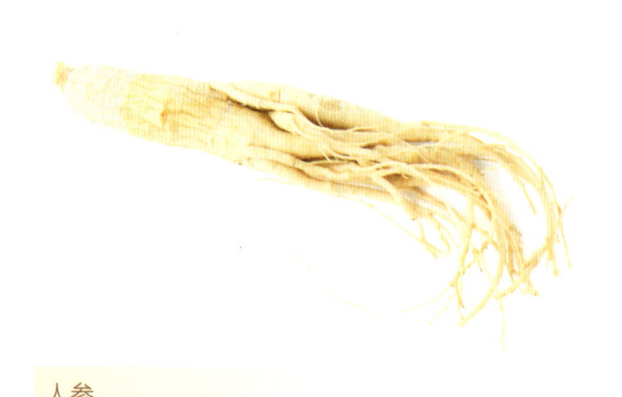

人参

作用。甘草，补中益气，调和诸药，作为使药，协助君药人参、臣药白术、佐药茯苓治疗。

"君臣佐使"实际也是大致的分类，有时不一定非常明确，何况有些方子还不到四味药，无法分出君臣佐使。总之，君臣佐使给人的启发是方中的药，要按照它的原则和发挥作用的主次分为主药和辅药，而具体药方的配伍，还要由医生根据具体病情来定。

君臣佐使是一个大原则，开处方时一定要思路清楚，几味药在方中起什么作用，何药为主，何药为次，何为辅助。但有时不是那么泾渭分明的。

有时中医一味药也是一个方，称为"单方"。两味药也可以是一个方，称为"对药"，如甘草干姜汤、桂枝甘草汤、百合知母汤、芍药甘草汤，没有君臣佐使。三味药也是一个方，称为"角药"，如三拗汤，由麻黄、杏仁、甘草组成。

为什么称为三拗汤？中医的方名很有意思，四君子是四味药，三拗汤是三味药，"拗"指拗口、别扭，因为这三味药的炮制要求和正常情况不同。麻黄、杏仁、甘草，一般麻黄去根和节，杏仁去皮和尖，甘草用炙甘草。可是此方麻黄不去根和节，杏仁不去皮和尖，甘草不用炙。此方功效为疏风宣肺、止咳平喘。

40 中药有毒吗？

有故无殒，亦无殒也

我现在的工作岗位是中国中医科学院中国医史博物馆的副馆长，这些年无论工作岗位在哪里，是中医科学院的培训中心，还是养生研究室、博物馆，几十年来我从没有脱离过临床。中医不看病就是纸上谈兵。即使做科研，临床也是科研思路的源泉。即使搞开发，开发面向市场且能发挥社会效益和经济效益的产品，也必须有临床功底，没有效果的产品是不会长久的。

我行医几十年发现一个趋势，在10年、20年乃至30年以前，有些问题病人是不问的，这几年问的人越来越多。什么话？大夫开方时，很多病人会关心方子是否会对肝、肾有伤害？能否服用半个月、一个月甚至更长时间？他们越来越有安全意识，担心"是药三分毒"，即使是中药也可能伤肝肾。

我常笑着解释，"是药三分毒"是提醒大家注意安全的，而中医还有一句话"药食同源"，茯苓、山药、山楂、紫苏、薄荷、牛蒡、麦芽、薏米、葛根，这些都是食品。所以要区分不同的中药。下面探讨关于如何看待中药毒性的话题。

我个人认为，从1949年到现在，中医药发展最大的领域是中药学。中药的毒性、毒理、药理作用越来越清楚，这是大的进步。所以现在的中医大夫不仅要念古书，还要了解中药的研究进展，尽可能避开药物毒性，而利用其对病证的有效性。

国家食品药品监督管理总局每年发布《国家药品不良反应监测年度报告》，2017年药品不良反应事件涉及药品157.1万例次，其中中药占16.1%。当年严重药品不良反应事件涉及药品16.1万例次，其中中药占到10.6%。中药有关的严重不良反应只占10%左右，可是大家还是比较担心，而对占比90%的西药的毒副作用都似乎司空见惯。

为何出现因中药毒副作用引发的不良反应呢？不外三大因素。

第一，部分老百姓过分迷信并自作主张服用古书中或道听途说的偏方、验方。我听说云南地区有人每年都要挖附子食用。

第二，自行大剂量或长期服用某种中草药，尤其是有毒副作用的中药，如何首乌。

第三，个别医生因不了解现在的中药研究进展，对某些毒性中药使用不当，或管理不严格，把某些有毒性的中药纳入药食同源范畴，让病人长期服用。

这是常见的因素。前两年北京有一位病人跟医院打官司，因为医生开的方中有半夏45克，不清楚具体用的生半夏还是清半夏、法半夏。半夏是有毒的，现在《中华人民共和国药典》规定常用量一般在9克以下，医生开出45克，结果这位病人出现肾衰竭。因为医院拿不出证据证明这位病人在服用中药前肾脏功能差，而医生的处方量确

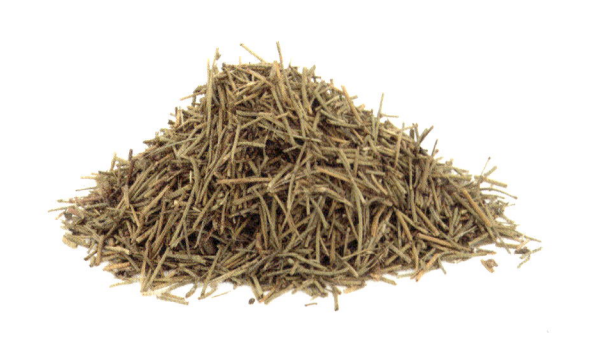

麻黄

实远超过规定，所以医院赔偿了几百万元。

有毒性的中药有没有治疗作用？有毒中药其实就像很有性格的人一样，有性格有时能更有担当。有毒中药用对了往往能够发挥显著作用。比如在这次新冠感染疫情时期，国家中医药管理局推荐了三方三药，三方中都有麻黄，三药中有两个含麻黄，麻黄虽然有毒，但是它解表散寒、发汗平喘、利水消肿效果确切。

《素问·五常政大论篇》："帝曰：有毒无毒，服有约乎？岐伯曰：病有久新，方有大小，有毒无毒，固宜常制矣。大毒治病，十去其六，常毒治病，十去其七，小毒治病，十去其八，无毒治病，十去其九。谷肉果菜，食养尽之。无使过之，伤其正也。"

黄帝问服用有毒和无毒的中药时有无规则，岐伯回答，病有久新，方也有大小，药有有毒无毒之分。根据病的久新轻重决定用量，病重的量应大，病轻的量应小。无毒的药可以多些，有毒的药可以少些，所以要有"常制"，即常制之规。

如"大毒治病，十去其六"。用毒性大的中药治病，十去其六，邪去60%左右就不要再服用这些药，继续服用就有中毒的可能。可以换其他的药，或者用食疗，甚至让病人自己康复。"常毒治病，十去其七"，用毒性一般的中药治病，病愈70%左右时就无须再服药。"小毒治病，十去其八"，用毒性小的药物治病，病愈80%

左右就无须再服药，以免损害人体的正气，损伤肝肾。"无毒治病，十去其九"，服用无毒的中药也不一定要服到痊愈，好到90%就可以。

"谷肉果菜，食养尽之"，五谷、五菜搭配，用食养调理康复。最后强调以上所言只有一个目的，"无使过之，伤其正也"，服药不可过度，尤其是有毒性的药物，以免损伤人体正气，正气的含义包含如今所讲的肝肾功能。

《黄帝内经》还举出一个较极端的例子，有毒性的中药该使用时还要用，甚至对孕妇也可能要用。

《素问·六元正纪大论篇》："黄帝问曰：妇人重身，毒之何如？岐伯曰：有故无殒，亦无殒也。帝曰：愿闻其故何谓也？岐伯曰：大积大聚，其可犯也，衰其大半而止，过者死。"

"妇人重身"，"重身"即怀孕。"毒之何如？"用大寒大热的药，甚至毒药可否？岐伯说，"有故无殒，亦无殒也"，"有故"指有疾病，或寒或热；"无殒"，"殒"是伤害，只要适应证，母体不受损伤，"亦无殒也"，也就不会造成危害的后果。"有故无殒，亦无殒也"，即应该用药时还是要用的，尽管有毒性，但可以解决问题，不会损伤人体。

"帝曰：愿闻其故何谓也？"黄帝问为什么？岐伯说，"大积大聚，其可犯也，衰其大半而止，过者死"，假如体内有积聚病，即有包块，"积"指有形包块，"聚"为聚散不定的无形包块，这时要用毒药攻；"衰其大半而止"，病邪祛除多半后无须再服药；"过者死"，再服药有可能伤胎，也可能伤到孕妇，或者母子俱损。

所以，中医从《黄帝内经》时代就已经认识到中药中有一小部分是有毒的，使用时要"衰其大半而止""无使过之，伤其正也"，也说明临床大夫的经验是很关键的。

前面例子中说到医生开出45克半夏的问题，实际临床上确实常有需要用大剂量，甚至是个别毒性药的药量也要大的情况。广安门中医院仝小林教授在其著作《重剂起沉疴》中介绍他的临床经验，很多药物按照《中华人民共和国药典》规定的量起不到太大作用，量要大。但用量要有经验保障，我个人认为用量如果超过《中华人民共和国药典》规定，需注意以下事项：

第一，健康监测。了解病人的身体情况，病人即使在睡眠时也要随时监测。

第二，中病即止，无伤其正。见效多半即可减量，甚至不用毒性大的药，更换其他方药。

第三，提前声明。有的医院和病人签合同，让病人知道医院用的是有一定副作用的药，但是使用时间不会过长。

下面举医圣张仲景的例子进一步说明用毒药治病：

张仲景有麻黄细辛附子汤一方。麻黄、附子、细辛，这三味药全是有毒的，原文"少阴病，始得之，反发热脉沉者，麻黄细辛附子汤主之"，治疗身体平时较弱，阳虚怕冷，又受寒发烧。

三味药都有毒，但是治疗此类"太少两感"的发烧效果明显。有人担心三味药都有毒能否给病人用。假如病人服用后，汗出且全身发热，这个发热不是发烧，而是本来怕冷，现在感觉身上暖和，病人精神转佳，体温下降时就停药。这样达不到人体的中毒量，所以不会造成中毒。尽管是毒药，但是显效迅速。

张仲景对孕妇也用过有毒性的药物。《金匮要略》说："妊娠呕吐不止，干姜人参半夏丸主之。"孕妇妊娠反应大，恶心呕吐，用"干姜人参半夏丸"，半夏就有毒。还有个方子，桂枝茯苓丸，现在也有中成药，治疗孕妇胎动而且有出血，其中有活血药桃仁、芍药，这些药不一定是毒药，而是通常对孕妇慎用的活血药。

养兵千日，用兵一时，当有毒中药非用不可时，还就得酌情使用，所以要学会如何用对有毒中药。用有毒中药是有风险的，只有胆大心细富有经验的大夫，才能灵活运用，而莽撞则有可能带来问题。

三十几年前，我们中医学院有位老中医曾言，当医生不是那么容易的，大家要绷紧一根弦，要记住两个院，"一脚医院，一脚法院"，医生在医院看病，但若出了医疗事故，就得上法院。

一些有毒中药对重大疾病效果显著，如"砒霜治疗白血病"课题，从科研到临床都获得了肯定的效果，以后可能获得突破性进展。

另外，药物的毒副作用也可能变成正向作用。西药也是如此，运用其副作用可以治病，这是另外的一个话题。

41 人体贵在通畅，不可郁闭

升降出入，无器不有

学习中医，有些理论很好理解，有些就不太好理解。这里要讲一个相对来说不太容易理解的内容，人体的气机。

人体的气机，用四个字概括——升降出入。从上下来讲，气机升降有序，该升则升，该降则降；从内外来讲，气机出入有序，该出则出，该入则入。气机"升降出入，无器不有"，人体从头到脚，从内到外，从较大的器官到微小的细胞，都存在着正常的气机运动——升降出入。

《素问·六微旨大论篇》曰："出入废则神机化灭，升降息则气立孤危。故非出入，则无以生长壮老已；非升降，则无以生长化收藏。是以升降出入，无器不有。"

"出入废则神机化灭"，"神机"在这里指阴阳的变化，"神机化灭"意指"神去则机息"，如果气的出入不正常，那么阴阳的变化就会受到影响。"升降息则气立孤危"，气是运动的，周行不息，气的升降一旦受到阻碍，气机自然也便不会运行，称为"气立孤危"。

"故非出入，则无以生长壮老已"，没有气机的正常出入，人体便不会有"生长壮老已"的生命周期。"非升降，则无以生长化收藏"，没有气机的正常升降，就没有自然界的"生长化收藏"。这里以自然界的生长化收藏，来类比人体也存在生长化收藏。

"是以升降出入，无器不有"，总而言之，人体有形不离阴阳，但人体也时刻离不开无形的升降出入运动。如人体最大的器官——皮肤（腠理），正常情况下，天热的时候，腠理开泄，微微出汗，阳气发散；天冷的时候，腠理密闭，阳气收敛，潜藏在身体内部。

升降出入有异，人体健康就会发生问题。

金元四大家之一的刘完素在《素问玄机原病式》里举例说到"无器不有"，说"人之眼、耳、鼻、舌、身、意、神识能为用者，皆由升降出入之通利也，有所闭塞者，不能为用也"。人体的眼、耳、鼻、舌，以及身体、意识，之所以能正常发挥作用，都是因为人体气机升降出入运行正常。如果升降出入有所闭塞，气机不畅，就会影响到人体正常功能的发挥。

如五脏六腑的功能活动中，脾和胃是一对升降，脾主升清，胃主降浊；肝和肺是一对升降，肝主升发，肺主肃降；肾和心是一对升降，肾水上升，心火下降。肾和肺在呼吸功能方面，肾主纳气，肺主呼气，也是升降出入的具体体现。

所以，气机的升降出入是人体发挥正常功能的必要条件，升降出入一旦出现问题，就会导致疾病。

"升降太过",比如肝气上逆可以引起头痛、头风、眩晕、癫狂、暴盲(指眼睛突然失明)、扑(指突然倒地)、呕逆等。"升降不及"也会出现问题,比如正常的肝肾阴精应该营养脑髓,假如阴精不升,脑髓失养,就会导致头目眩晕、振摇不能自持、耳鸣失聪、视物昏花,甚至思维迟钝。"升降反作",该升的不升,该降的不降,也会出现问题。比如胃气以降为顺,假如胃气上逆,就会呕吐、呃逆、嗳气、反胃。肺气以降为顺,假如肺气上逆,就会咳嗽、喘逆等。这都是升降失常导致的问题。

在《黄帝内经》升降出入理论的基础上,诞生了中药的升降浮沉理论。升就是上升,降就是下降,浮是发散上行,沉是泄利下行。

升浮药都是向上、向外的,一般来说具有升阳、发表、散寒的功能,如麻黄、桂枝、黄芪都具升浮之性。沉降药都是向下、向内的,一般来说具有清热、凉血、通下的功能,如大黄、芒硝、黄柏都具沉降之性。

药物的升降浮沉与药材的质地、轻重有关,花、叶等质轻的药物大多是升浮的,如辛夷、荷叶、升麻等;种子、果实、矿物、贝壳等质重的药物大多是沉降的,如枳实、寒水石等。

药物的升降浮沉与四气五味也有关系,味属于辛甘、气属于温热的一般具升浮之性;味属于苦酸、气属于寒凉的大多具沉降之性。

这是中药的升降浮沉理论,根据不同的病证,选择有升、降、浮、沉作用的中药来治疗对应的病证。

升降出入理论在治疗上也有很大的意义。

比如药对，升降肺气，桔梗配枳壳；升降脾胃，石膏配升麻；升降水火，黄连配肉桂；升降气机，柴胡配青皮；升降寒热，黄连配吴茱萸。

升降出入理论影响了很多后世医家流派、学说，临床应用非常广泛。如治疗常见的脾胃病，会用到升降出入理论；治疗失眠、呼吸系统疾病，甚至妇科的不孕症，也可以用升降出入理论。尽管升降出入理论不太容易理解，但是细化到临床各科，在理法方药中均有所应用和体现。

42 人体常见五郁

木郁达之，火郁发之

谈到治法，这节来讨论《黄帝内经》著名的五郁。《素问·六元正纪大论篇》："帝曰：善。郁之甚者，治之奈何？岐伯曰：木郁达之，火郁发之，土郁夺之，金郁泄之，水郁折之。"

按照木、火、土、金、水五行来说的五种郁，其实也是按照五脏来说的。木郁主要是肝郁，也有胆郁；火郁主要是心火郁；土郁代表脾胃郁；金郁代表肺郁，肺气的宣发肃降功能出现问题；水郁指肾郁，肾为水脏，肾主水的功能出现问题，导致水气内停叫水郁。

郁证、郁病在临床非常多见，除了《黄帝内经》说的木火土金水五郁，还有一个著名的六郁学说，是金元四大家之一朱丹溪提出来的。六郁指气、血、火、湿、痰、食六种病理产物的郁结。朱丹溪创立了一个名方叫越鞠丸，就是用来治疗六郁的。

分析一下五郁。

先看第一个"木郁达之"。木郁临床非常多见，肝气郁结，心情不好，长时间郁闷，有苦说不出来，还想不开，就容易形成木郁。肝郁可以有很多表现，比如消化系统问题，以及失眠、脱发、头痛等杂病。最常见的，是心情不舒畅、嗳气、食欲不佳。

《黄帝内经》在这里提出了一个总的原则，对于肝胆郁结的病人，要用"达"法治疗。因为肝胆属于木，木的本意是喜欢调畅。"达"，就是到达，来往自由、通畅之意，使木气冲和调达。无论用药还是用其他办法，都要调达气机，舒畅肝胆。

中医有很多疏肝理气的方子，比如柴胡疏肝散，又比如张仲景的四逆散。我个人认为除了用疏肝理气的办法，让气得以通达外，"达"还有第二层意思，就是有了事情不要憋在心里，要学会倾诉，倾诉也是"达"的一种办法。把郁闷的理由、心事说给一二好友、知己，这也是"达"。说出来后除了心情好一些，还可能得到朋友的一些帮助和安慰。这就是"木郁达之"。

再看第二个"火郁发之"。既然是以五行来命名的郁，我认为这里的"火"就专指心火，当然，也可以扩大到其他的火，但首先要讨论心火。

心火旺盛要"发"，"发"的意思指不仅要用清火的药来解决心火，还一定要用疏散的药，给火邪以出路。比如中医有个清上焦火的、非常有名的方子叫凉膈散，"膈"指的是胸膈之间，心就在胸膈之间。凉膈散方歌，"凉膈散用栀芩黄，翘荷甘草硝一两"，除了有栀子、黄芩、大黄、连翘、甘草、芒硝，还用了薄荷。有人解释这个方子用薄荷是因为薄荷也是清热的，但是薄荷疏散风热的力量很强，所以薄荷在凉膈散里头就起到"发"的作用。有火清火，谁都明白这个道理，但是如果想效果来得更快，就要加上疏散火邪的药物，薄荷在这个方子里就是起这个作用。

即使是其他的火，也要仿照心火"火郁发之"的道理，给邪气以出路。比如说清胃火，有胃火的人会口臭、牙疼、牙龈肿痛、大便干。有个著名的方子叫清胃散，清胃散里除了用石膏、黄连等清胃火以外，还用了升麻。升麻这味药就是"火郁发之"的点睛之笔，在潜移默化中透散火热于无形，也是给火邪以出路。

例如痤疮。痤疮生在脸部影响美观，有的还痒得挺厉害。有个名方经常用于痤疮，叫普济消毒饮。毒，就是火邪很重，"消毒"的意思就是消散毒热之邪，方里用了牛蒡子、黄芩、黄连、板蓝根、连翘等清火药，还加了柴胡、升麻，柴胡、升麻疏散风热，还有引经药的作用，引着这些药的力量上行到头面，所以也蕴含了"火郁发之"的思想。

做中医大夫要记住，遇见有心火、胃火或者其他火的病人，不要只想着清火，还要"发"，疏散火热之邪。我个人认为，"火郁发之"，除了对用药有指导意义以外，还有别的意思，和上面说的"木郁达之"一个意思，就是有心火不要憋在心里，实在烦躁，就要发泄出来。

在几十年前，我们单位的一位老中医劝同事时就说，真的着急、有心火，你就摔枕头，不要摔别的东西，枕头不怕摔，这样可以起到"火郁发之"的辅助作用。我在网上看过日本的一些公司做了公司领导人的木偶，放在公司里，员工郁闷、有心火时，就可以冲着木偶大吼大喊，甚至挥拳相向都可以，这实际上也起到"火郁发之"的作用。

第三是"土郁夺之"。"土郁"就是脾胃之郁，脾胃的郁一般是因为脾虚导致积食内停，或者积食内停太过影响到脾胃的功能。"夺"，历来医家解释不一，有人认为是攻下、通下，但本来就是积食内停或者脾虚，再用通便的方法会更容易伤到脾胃，所以"夺"应该是治疗的目的，不是治疗的手段。治疗的手段，我个人认为还是应该以健脾消食为主，健脾，脾气一旺，积食一化，大便就通了，甚至有可能一天拉好多次，但是这个拉肚子是个好现象，是"土郁"消除的表现。

《伤寒论》里记载，一个人"虽暴烦下利日十余行，必自止，以脾家实，腐秽当去故也"，一个人虽然一天中突然拉了十几次肚子，但是肯定会自行好转，为什么？因为这种拉肚子是脾气恢复的表现，脾胃之气健壮了，体内的腐秽，特别是积食即可得以排出。所以"土郁夺之"，此时的下利，是通过健脾消食后达到的排出腐秽的效果。健脾胃可以用茯苓、山药、白术、芡实等，消食的药更多，如莱菔子、鸡内金、山楂、炒麦芽等。

第四是"金郁泄之"。"金郁"就是肺郁，肺主宣发肃降，如果一个人肺气不利，宣发肃降受到影响，就会咳嗽、吐痰、胸闷、憋气、喘。这时要根据引起肺气宣发不利的原因采取不同的"泄"法，比如由于感冒引起的咳嗽、喘、胸闷，要解表。解表的方很多，风寒犯表的有麻黄汤、桂枝汤；风热犯表的有桑菊饮、银翘散；气机不利引起的要破气，用枳壳、陈皮、厚朴、杏仁等药。张仲景治疗感冒引起的咳嗽常加厚朴、杏子两味药，用来破气。肺与大肠相表里，假如一个人大便不通，也可以引起肺郁。大便不通引起肺气宣发肃降出现问题，应该通便，就是实实在在地"泄"。所以这个"泄"是广义的，可以是解表，可以是破气、理气，可以是通便，都叫"金郁泄之"。

五郁里最后一个叫"水郁折之"。肾气虚弱导致水湿内停，"折"，指要制约水，主要从肾入手，有时还要兼顾脾和肺。

比如阳虚导致的水气内停，用温阳化水法，偏于脾虚的要健脾制水，中医有个方子叫实脾饮，"实脾"就是补土，温阳健脾，行气利水。对"水郁折之"有人提出不同的看法，说体内有湿气，首先不应该用制约的办法，就像大禹治水，大禹和他父亲鲧的治水理念不一样，一个是"堵"，一个是"疏"，有人认为治水首先要"疏"。清代有个注释《素问》的大家叫高士宗，他认为"水郁折之"的"折"因古书来回传抄写错了，"折"原本应该是"析"，是分开、分散的意思。一个人体内有湿气、有水郁，首先应该分利疏散，引导水湿之邪外出，用利水的药，如泽泻、大腹皮、玉米须等。总而言之，不管是用"疏"还是"堵"的办法，要分具体的原因，只要对证，用对了都会有效。

43 说到气血，不要只想到补

疏其血气，令其条达

中医有个很常见的辨证方法叫"八纲辨证"，即阴阳、表里、寒热、虚实八个字，其实这个八纲也是从《黄帝内经》总结归纳出来的，现在经常被教材和广大的临床大夫使用。

可是，不断有专家认为"八纲"应该再加两纲，成"十纲"。比如中医大家施今墨、秦伯未、关幼波、颜德馨，都明确地提出八纲应该再补充气血两纲，认为应该重视气血。

《黄帝内经》对气血非常重视。《素问·调经论篇》说："人之所有者，血与气耳。"人所拥有的最重要的东西是血和气。

气，《灵枢·脉度》说："肺气通于鼻，肺和则鼻能知臭香矣；心气通于舌，心和则舌能知五味矣；肝气通于目，肝和则目能辨五色矣；脾气通于口，脾和则口能知五谷矣；肾气通于耳，肾和则耳能闻五音矣。"五脏都离不开气，只有气正常、充足，五脏的功能才能正常发挥。

血,《素问·五藏生成篇》说:"肝受血而能视,足受血而能步,掌受血而能握,指受血而能摄。"人体任何部位都离不开血。

所以说气和血是非常重要的。

从治疗的角度来讲,气血同样非常重要。

之前学习了著名的"病机十九条",《黄帝内经》做过归纳,《素问·至真要大论篇》说:"谨守病机,各司其属,有者求之,无者求之,盛者责之,虚者责之,必先五胜。疏其血气,令其调达,而致和平,此之谓也。"

要"谨守病机",一定要把病机看得很清楚;是寒还是热,是上还是下,是肝的问题,还是脾的问题,叫"各司其属";"有者求之,无者求之",有寒还是有热,无寒还是无热;是实还是虚,叫"盛者责之,虚者责之";"必先五胜","五胜"是五行更胜,是脏腑之间的关系,生克乘侮。做这些要达到的目的是什么?是"疏其血气,令其调达,而致和平",要让气血疏通、调达。

"疏其血气"是《黄帝内经》特别重要的治疗原则,也是治疗方法。气血必须保持畅通无阻,《素问·生气通天论篇》说:"是故谨和五味,骨正筋柔,气血以流,腠理以密,如是则骨气以精,谨道如法,长有天命。"

这一段以前讲过,"谨和五味",要协调好饮食,营养要均衡,这样以后骨是正的,筋是柔的,腠理是密的,气血是流通的,这就是人体正常的生理状态,气血应该是流通的,是畅通无阻的。

金元四大家之一的张子和在《儒门事亲》里归纳了一句话,他说,"《内经》一书,惟以气血通流为贵"。《黄帝内经》整本书看通了,它有一个中心思想就是"气血通流为贵"。

《素问·调经论篇》从另外一个角度说到气血流通的重要性,"血气者,喜温而恶寒,寒则泣不能流,温则消而去之"。气和血都喜温怕凉,"泣"在这里通"涩",如果寒凉则涩而不能流;如果温热一些,"则消而去之",就不会导致气血不通。气血,特别是血,是喜温而恶寒的。

"疏其血气"有各种办法,比如《灵枢·九针十二原》说,"欲以微针通其经脉,调其血气",用扎针来调气血。《灵枢·官能》有一大段说得很有意思,主要强调"得其人乃言,非其人勿传",不同的人搞中医,根据先天条件的不同,适合干不一样的事情,有的人适合当老师,有的人适合当按摩大夫,有的人适合做导引。原文说"语徐而安静、手巧而心审谛者,可使行针艾,理血气而调诸逆顺,察阴阳而兼诸方",有的人说话不紧不慢,性格比较内向,手巧而且心比较细,这样的人可以扎针、做艾灸,给人调理血气,"调诸逆顺","察阴阳而兼诸方",还可以给人开方。这里说到的扎针、中药、艾灸,都可以"理血气",也就是"疏其血气"。

人容易气虚、血虚,还容易气郁、血瘀,特别是久病的人。中医有句话叫"久病多瘀",比如糖尿病、心脑血管病、肿瘤以及其他一些慢性病等,患病时间长了都会有瘀血。如果一个人脾气性格挺好,没有肝郁的表现,病久了会气虚。所以气血的毛病可以是虚证,比如气血都亏;也可以是实证,气血不通、气滞血瘀;还可以是虚实夹杂,气虚血瘀。

《黄帝内经》早就观察到气虚血瘀很常见,《素问·阴阳应象大论篇》说:"定其血气,各守其乡,血实宜决之,气虚宜掣引

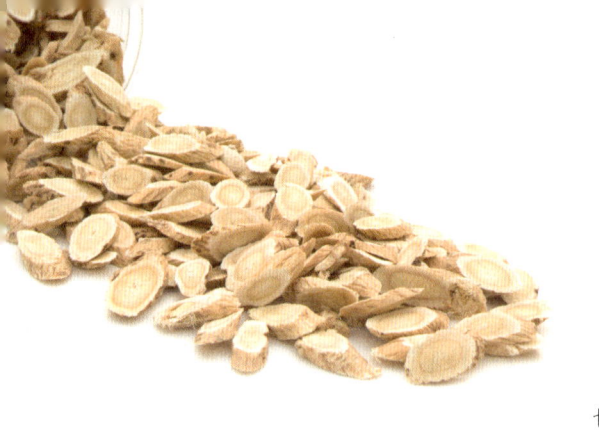

之。""定其血气，各守其乡"，让血气安分守己，不要虚也不要瘀。血瘀的要"决之"，就是要活血。气虚的要导引，其实不仅要导引，还要补气。

气虚血瘀，后世有一名方叫补阳还五汤，用来治疗中风后遗症引起的偏瘫。"补阳"的意思就是补气，人半身不遂了，"还五"的意思就是让不遂的那一半身体尽可能恢复正常。怎么"还五"？要补气活血，因为病久了都会气虚血瘀。补阳还五汤里的绝大部分药物都是活血的，如赤芍、川芎、当归、地龙、桃仁、红花，但重用黄芪为主药。

我给我的一个博士生讲这一段，她认识到了"疏其血气"的重要性，在我的指导下写了一篇论文，2019年7月发表了，叫《浅论气血流通即是补》。我们都喜欢补，其实什么是补啊？一个人只要气血流通好，就是补。

44 治本就是去根吗？

知标与本，用之不殆

经常听到有人说："西医治标，中医治本。"什么是"治本"？有人说中医能治本，就是能去除病根，中医就是高明。这话说得并不准确。中医没有人们形容的那么神，不可能所有西医治不好的病，中医都能治好，没那么夸张。但确实，中医历来强调治本。《素问·阴阳应象大论篇》中明确提出："治病必求于本。"这里所说的"本"是什么意思呢？它在不同地方的含义不一样。比如，有经脉的标本、六气阴阳的标本、先病后病的标本等。总而言之，标和本是相对的，没有本就没有标，没有标也没有本。明朝张景岳的《标本论》中有句话说标和本是"合之则唯一，分之则无穷"。标本合在一起就是阴阳，分开就是无穷，有很多种组合。我们讲中医治本，可以举些例子，大家看看标本在临床常见于哪些情况。从文字上讲，本就是草木的根，标就是末梢，是相对的。

先讲第一对，从医患关系来讲，病人和医生是相对的。"病为本，工为标。"意思是病人是本，医生是标（"工"指医生）。所以，我们不要把医生的作用强调得太过强大。有很多病，如果病人不听医嘱，管不住嘴、迈不开腿，全靠医生的治疗，效果并不好。比如糖尿病病人，不忌口，大吃大喝，喝酒吃肉不运动，糖尿病肯定控制不好。不只是糖尿病，高血压、高血脂、脂肪肝、痛风也是一样。情绪不稳，爱生气、着急的人，或许会失眠、头痛、胃不好，医生反复做心理工作，说不要生气，但是病人每天生气，着急发火，无论大夫多么高明，治疗效果也不会太好。

所以在《素问·汤液醪醴论篇》中有一句话："标本不得，邪气不服。"若标本不得，就制服不了病邪。双方互相配合，才是"标本相得"。治病既需要医生能切中病机，还需要病人密切配合，做到标本相得，才可能取得预期效果。

第二对，从病程来讲，先病是本，后病是标。《素问·标本病传论篇》中说："病有标本，刺有逆从，奈何？……有其在标而求之于标，有其在本而求之于本。"张景岳注解说，"病之先受者为本，病之后变者为标"，"先者，后之本；从此来者须从此去"。用现代医学名词解释，即原发性疾病为本，继发性疾病为标。大多数情况下要先治疗原发性疾病，后治疗继发性疾病。

中医学的生命健康智慧是如此的伟大，上千年前的《黄帝内经》已经把先发、后发疾病明确分出了标本。现代来看，同样有意义。在临床上有很多种肾病，如血尿、尿蛋白，慢慢发展为肌酐偏高、肾功能出问题。医生检查、详细询问，往往发现病人有"老病"，比如说本来就有高血压、糖尿病，时间长了，控制不好，可能导致高血压肾病、糖尿病肾病。原发的疾病高血压、糖尿病是本，继发的肾病是标。所以张景岳所说的"从此来者须从此去"是很有道理的，假如只是治疗肾病，不控制血压、血糖，这个病还会继续发展。

第三对，病因是本，疾病是标。不管诊断为什么疾病，只要有明确的病因，那这个病因一定是根本。《素问·至真要大论篇》强调"必伏其所主，而先其所因"。就是说一定要找到病因，才能把这个病尽可能治疗到最好。比如同样是转氨酶偏高，有人是因为肝炎，有人是由于喝酒，有人是因为药物作用，有人是因为接触了有毒物质，找到根本原因，才能把指标降下来。再比如很常见的胃食管反流、慢性胃炎，有人是因为暴饮暴食，吃饭速度太快，吃得太撑。尤其是看见好吃的，吃得更快、更饱。有的患者很年轻，二三十岁就得了很严重的胃病，我还见过十四五岁就得胃病的，疼、胀、打嗝、反酸。这时如果医生只盯着病人胃部的症状，而不要求他改变饮食习惯，治疗效果就不会太好，甚至会越来越严重。因此，不管什么疾病，一定把寻找病因放在第一位。牢记病因是本，病证是标。

《素问·水热穴论篇》中讲道："肾何以主水？……肾者，至阴也；至阴者，盛水也。肺者，太阴也。……故其本在肾，其末在肺，皆积水也。"肾虚的人，水液代谢、腹部代谢会失常，导致肺的通调水道功能出现问题，假如病人出现痰喘、水液不通，这都是标，而肾（肾虚）是病因，是本。

第四对，在治法上，慢病是本，急病是标。李时珍《本草纲目》中有句话说："急则治其标，缓则治其本。"病人大出血或尿不出来，不管病的本是什么，治疗的时候，首先要将他的血止住，要让他先尿出来。《素问·标本病传论篇》强调对于一般情况均先治本，唯有中满（肚子胀得厉害）、大小便不利（大小便排不出来），要先治标。这体现的就是"急则治标，缓则治本"的治病原则。

张景岳说："急者缓之本，孰急可忧，孰缓无虑。"这时甚至可以把急证当成本，只不过叫法不一样。大出血、大小便排不出来，无论称呼它为标还是本都无所谓，它是目前最重要的，所以要先治。医圣张仲景在《金匮要略·脏腑经络先后病脉证第一》中说："夫病痼疾加以卒病，当先治其卒病，后乃治其痼疾也。"痼疾就是陈年老病，本来有陈年老病，又突然添了新病，这个新病是卒病，是着急的病，应该先治疗着急的病，再慢慢去调理慢病、老病。

第五对，身体为标，心理为本。我在临床上治病，无论是皮肤瘙痒、头痛还是肿瘤、妇科病，只要病人情绪不好、精神状态不好、脾气不好，就要高度重视病人的情绪问题。因为和情绪相比，身体问题是标，心理问题是本。这时我经常会开两个处方，一个调理病证问题，一个调理心理和情绪问题，这样效果来得更快。曾经有个外阴白斑的患者来找我，我从来没治过这个病，病人痒、疤痕等症状明显，已经在北京很多家西医院用光疗、激素治疗了很多年，效果都不理想。经过问诊，我发现她经常着急上火，这种情况要先用清肝火的方法来调理心理问题，同时治标，祛风止痒，结果取得了意想不到的效果。病人感觉十几年没有这么好过，局部的瘙痒减轻、疤痕明显缩小。这就是我十分常用的一个治疗方法，叫身心同治，根据的正是身与心是一对标本的道理。

第六对，症是标，证是本。比如说，咳嗽病人不一定治咳嗽，要根据病人舌脉辨证来分析，《素问·咳论篇》说："五脏六腑皆令人咳，非独肺也。"瘙痒，不一定祛风止痒，假如病人舌头很暗，有黑点、瘀点，就应大胆地活血化瘀。我曾经治疗一个湿疹病人，其浑身瘙痒，连头皮上都是湿疹，一挠就流水，头发也粘在头皮上，十分痛苦。望诊发现舌头发暗，瘀点多，遂用桃红四物汤大剂量活血化瘀，结果效果来得很快。为什么？中医有句话叫"治风先治血，血行风自灭"。凡是由于瘀血导致的问题，不管什么症状，直接活血化瘀。这体现了张景岳的一句话叫"症以脉为本"。我想给他补充一句，不仅要以脉为本，还要症以舌脉为本。《素问·五藏生成篇》说"能合脉色，可以万全"。如果诊断结果与舌诊、脉诊吻合，那辨证就是准确的。

临床上治病有多种辨证方法，有脏腑辨证，有卫气营血辨证，还有六经辨证。我用的是什么辨证呢？标本辨证。标本辨证，经方合用，一个治标的方、一个治本的方，只要辨出疾病的标本所在，用标本同治法，效果更好。

第七对，命是本，病是标。治病，要治"病的人"，而不是单纯治"病"。眼光一定要盯在人身上，要"治病留人"，反对过度检查、过度治疗。有句古话说"有病不治，常得中医"，解释一下这也是中医学智慧的体现。所以张景岳说："死以生为本，欲救其死，勿伤其生。"你想救病人吗？那就不要给他治疗过头，不要病还没治好，又把人给伤了。这样，病人不仅病治不好，还会死得更快。

老百姓都知道，"三分治七分养"。这句话是从哪儿来的呢？唐朝诗人刘禹锡有首诗《传信方》写道："生疾不必太忧心，三治七养谨而慎。不遵医嘱祸临头，谨于摄养病难存。"我们都知道，刘禹锡和柳宗元两人一起从京城被贬到外地，刘禹锡到了广东连州，柳宗元到了广西柳州。刘禹锡自幼身体不好，经常生病。久病的刘禹锡认识到"三治七养"的重要性，遵从医嘱，谨于摄养，最后活到了71岁。从唐朝的平均年龄来看，当时的71岁相当于现在的85岁以上。有人问古人的平均年龄是怎么算出来的，可以根据发掘的古墓中墓志铭推算。可是，柳宗元比刘禹锡还小一岁，而他只活到四十几岁，就连柳宗元的墓志铭都是刘禹锡写的。刘禹锡懂得"三治七养"，尽管身体不好，但是长寿，可见"养"的重要性。我们再去《黄帝内经》中找根据。《素问·五常政大论篇》说："其久病者，有气从不康，病去而瘠，奈何？"黄帝问，有的人"老病秧子"，气血流通不好，身体处于虚劳的状态，怎么办呢？岐伯回答"养之和之""必养必和，待其来复"，强调养病调和，慢慢恢复，气血都调和好了，同样可以带病长寿，这也是中医学的智慧。

我们中国中医科学院的国医大师陆广莘先生，曾经用八个字形容西医："努力找病，除恶务尽。"就是说西医努力给你查找病，从头到脚、从里到外检查个遍，总想办法干掉疾病，用对抗疗法，但事实上有很多事与愿违的情况。很多病不是着急就能彻底治好的，要靠养。我个人总结，中医的做法是与那八个字相对而言，可以收到与疾病和平相处、带病长寿的效果。

有慢性病、老年病不可怕，只要养好，照样可以带病长寿。宋代有个诗人叫程俱，他在诗中写道："人言病压身，往往延寿纪。"（《自宽吟戏效白乐天体》）都说病压在身上不好、有压力，但是当你悟出了"三治七养"的智慧，往往能比平常人更长寿。

我们讲了几对标本，实际上都是在介绍中医治病求本的智慧，强调了抓主要矛盾，眼光放长远，和"留得青山在，不怕没柴烧"是一个道理。治病怎么取得更好的效果？怎么养生才能活得更自在？健康长寿的智慧何在？标本思想里蕴含了这些问题的答案。希望大家通过这一讲，对《黄帝内经》、对中医学治本的智慧有更深的理解。

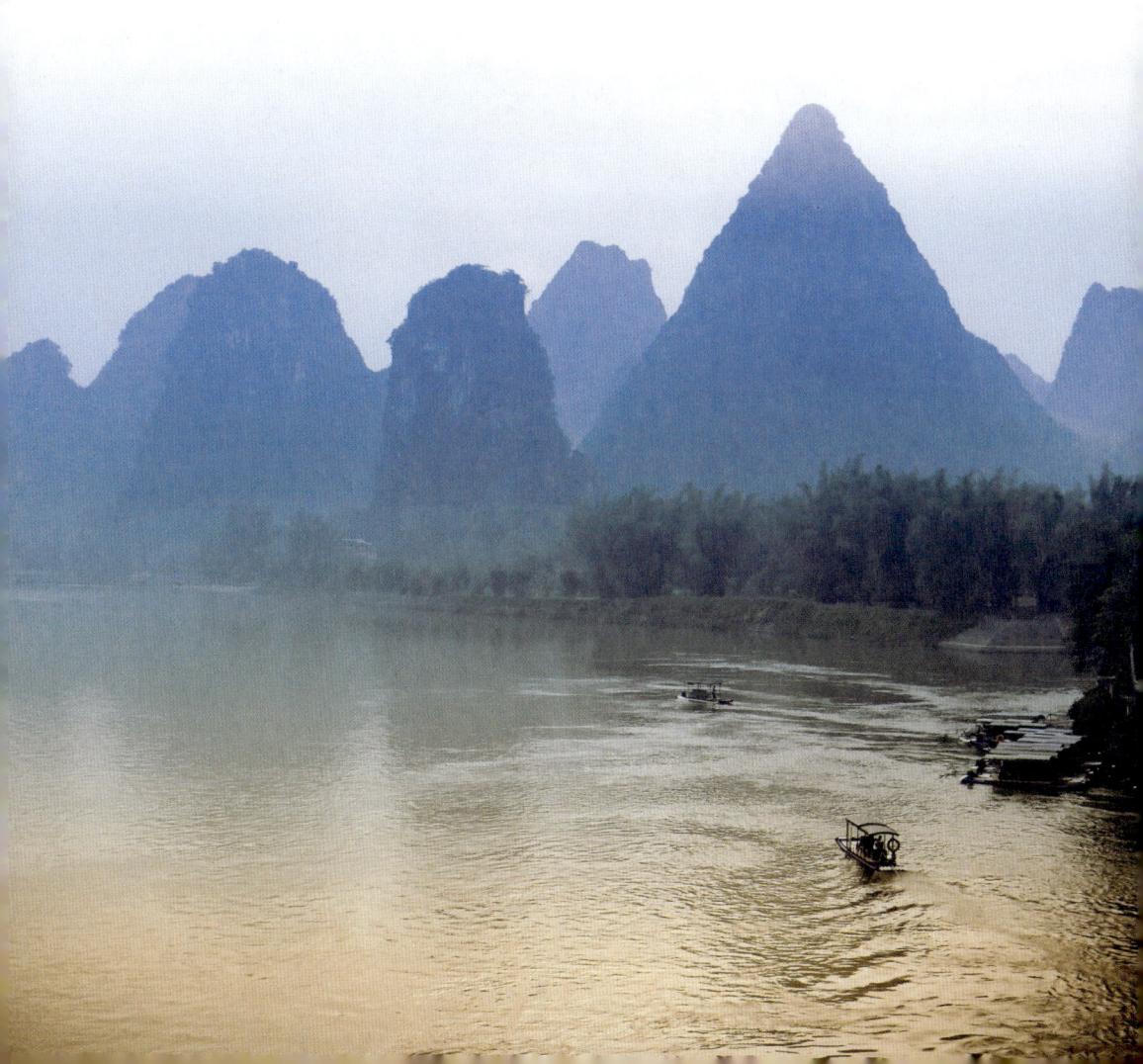

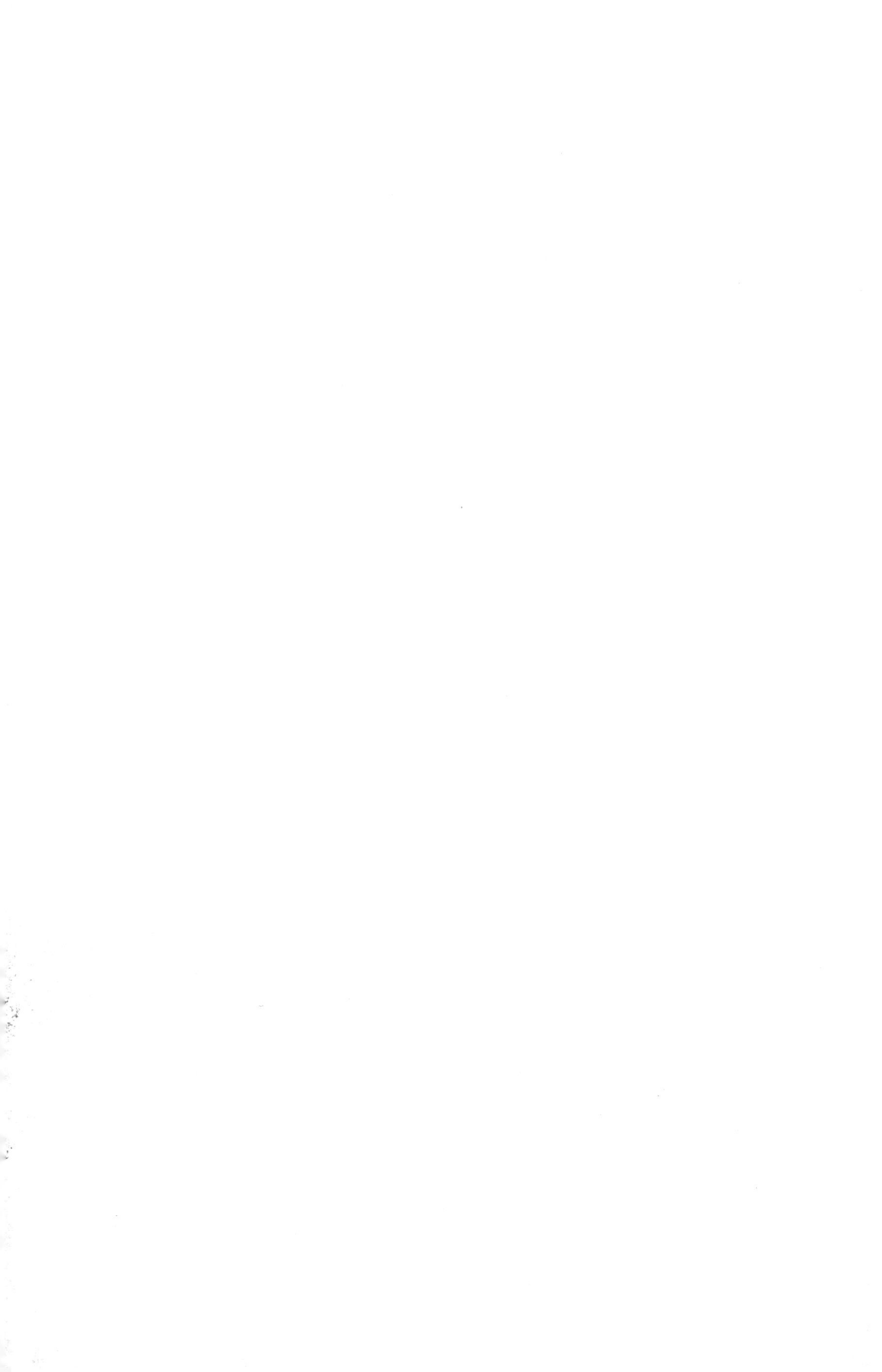